129 Anaesthesiologie und Intensivmedizin
Anaesthesiology
and Intensive Care Medicine

25 Jahre Anaesthesiologie und Intensivtherapie in Österreich

Herausgegeben von
K. Steinbereithner und H. Bergmann

Mit 54 Abbildungen

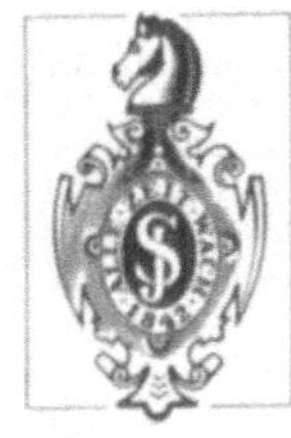

Springer-Verlag Berlin
Heidelberg GmbH 1979

Prof. Dr. K. Steinbereithner
Abteilung für experimentelle Anaesthesiologie
Klinik für Anaesthesie und allg. Intensivmedizin
Spitalgasse 23, A-1090 Wien

Prof. Dr. H. Bergmann
Institut für Anaesthesiologie (Blutzentrale)
Allg. öffentl. Krankenhaus der Stadt Linz
Krankenhausstraße 9, A-4020 Linz

ISBN 978-3-540-09777-8 ISBN 978-3-642-67487-7 (eBook)
DOI 10.1007/978-3-642-67487-7

CIP-Kurztitelaufnahme der Deutschen Bibliothek.
25 [Fünfundzwanzig] Jahre Anaesthesiologie und Intensivtherapie in Österreich / hrsg. von K. Steinbereithner u. H. Bergmann. - Berlin, Heidelberg, New York : Springer, 1979.
(Anaesthesiologie und Intensivmedizin ; 129)

NE: Steinbereithner, Karl [Hrsg.]

Ursprünglich erschienen bei Springer-Verlag Berlin Heidelberg New York 1979

Vorwort

Anläßlich des 25jährigen Bestandes der Österreichischen Gesellschaft für Anaesthesiologie, Reanimation und Intensivtherapie fand am 5. und 6. November 1976 im Palais Auersperg in Wien ein Jubiläumssymposium statt, dessen Ergebnisse in diesem Band veröffentlicht werden. Die vorangestellten Grußworte der Präsidenten der Deutschen und Schweizerischen Fachgesellschaften legen einmal mehr Zeugnis davon ab, daß über die seit Jahrzehnten gemeinsam veranstalteten Zentraleuropäischen Anaesthesiekongresse hinaus die deutschsprachigen Anaesthesisten enge sowohl fachliche als auch freundschaftliche Beziehungen pflegen. Die Vertreter der Schwesterngesellschaften ließen es sich daher nicht nehmen, zum Geburtstag ihres „ältesten" Familienmitgliedes herzliche Glückwünsche darzubringen.
Überleitend zum eigentlichen wissenschaftlichen Teil wird sodann der Werdegang unserer österreichischen Gesellschaft durch einen ihrer führenden Mitbegründer dargestellt. Nicht ohne gewissen Stolz auf schon Erreichtes hinweisend, werden dabei vorausschauend auch jene Aufgaben umrissen, die die nächste Anaesthesistengeneration zu bewältigen haben wird. Die thematische Vielfalt der wissenschaftlichen Beiträge aus universitären Einrichtungen, Schwerpunktkrankenhäusern und auch kleineren Spitälern, die sowohl Forschung als auch Fragen der täglichen klinischen Praxis umfassen, soll als bewußt breit gestreuter Querschnitt publizistischer Tätigkeit der österreichischen Anaesthesiologen verstanden werden. Die wissenschaftliche Aktualität dieser Standortbestimmung und die darin klar zum Ausdruck kommende Tatsache, daß sich seit der Gründungszeit die Intensivtherapie zu einem integrierenden Bestandteil unseres Fachgebietes entwickelt hat, haben uns veranlaßt, die Ergebnisse dieser Tagung als „Geburtstagsbändchen" einer breiteren, fachlich interessierten Öffentlichkeit zugängig zu machen.

Wien und Linz, September 1979

Die Herausgeber

Inhaltsverzeichnis

2. Wissenschaftliche Sitzung: Intensivtherapie
(Vorsitz: K. Steinbereithner)

Referenten und Vorsitzende

Altmann, G., Dr. med., Klinik für Anästhesie und allgemeine Intensivmedizin der Universität, A–1090 Wien

Balogh, A., Med. Rat, Dr. med., Institut für klinische Atemphysiologie, Krankenanstalt Rudolfstiftung, A–1030 Wien

Balogh, D., Dr. med., Klinik für Anästhesiologie der Universität, A–6020 Innsbruck

Bardach, G., Dr. med., II. Chirurgische Universitätsklinik, A–1090 Wien

Bauer, R., Prof., Dr. med., Orthopädische Klinik der Universität, A–6020 Innsbruck

Benke, A., Prof., Dr. med., Institut für Anästhesiologie, Krankenanstalt Rudolfstiftung, A–1030 Wien

Benzer, H., Prof., Dr. med., Klinik für Anästhesie und allgemeine Intensivmedizin der Universität, A–1090 Wien

Bergmann, H., Prof., Dr. med., Institut für Anästhesiologie, Allgemeines Krankenhaus der Stadt, A–4020 Linz

Binder, H., Dr. med., Neurologische Universitätsklinik, A–1090 Wien

Blauhut, B., Dr. med., Institut für Anästhesiologie, Allgemeines Krankenhaus der Stadt, A–4020 Linz

Bochdansky, L., Prim., Dr. med., Abteilung Anästhesiologie und Intensivbehandlung, Krankenhaus der Stadt, A–6807 Feldkirch-Tisis

Bosina, E., Dr. med., Chirurgische Abteilung, Mautner Markhofsches Kinderspital, A–1030 Wien

Domanig, E., Prof., Dr. med., II. Chirurgische Universitätsklinik, A–1090 Wien

Draxler, V., Dr. med., Klinik für Anästhesie und allgemeine Intensivmedizin der Universität, A–1090 Wien

Ekhart, E., Dr. med., Institut für Anästhesiologie der Universität, A–8036 Graz

Fitzal, S., Dr. med., Klinik für Anästhesie und allgemeine Intensivmedizin der Universität, A–1090 Wien

Geir, W., Dr. phil., Institut für Biostatistik und Dokumentation der Universität, A–6020 Innsbruck

Gerstenbrand, F., Prof., Dr. med., Neurologische Universitätsklinik, A–1090 Wien

Geyer, A., Techniker, Klinik für Anästhesie und allgemeine Intensivmedizin der Universität, A–1090 Wien

Gherardini, R., Dr. med., II. Chirurgische Universitätsklinik, A–1090 Wien

Gilly, H., Dr. phil., Klinik für Anästhesie und allgemeine Intensivmedizin der Universität, A–1090 Wien

Goldschmid, W., Techniker, Klinik für Anästhesie und allgemeine Intensivmedizin der Universität, A–1090 Wien

Hackl, M., Dr. med., Klinik für Anästhesiologie der Universität, A–6020 Innsbruck

Hagmüller, G., Dr. med., Chirurgische Abteilung, Mautner Markhofsches Kinderspital, A–1030 Wien

Haider, W., Doz., Dr. med., Klinik für Anästhesie und allgemeine Intensivmedizin der Universität, A–1090 Wien

Herczeg, K., Dr. med., Klinik für Anästhesiologie der Universität, A–6020 Innsbruck

Hiotakis, K., Doz., Dr. med., Institut für Anästhesiologie der Universität, A–8036 Graz

Jungwirth, L., Dr. med., Unfallchirurgische Abteilung, Allgemeines Krankenhaus der Stadt, A–4020 Linz

Klingler, D., Prim., Dr. med., Neurologische Abteilung des Allgemeinen Krankenhauses der Stadt, A–4020 Linz

Kolacny, M., Dr. med., Klinik für Anästhesie und allgemeine Intensivmedizin der Universität, A–1090 Wien

Kornberger, E., Dr. med., Klinik für Anästhesiologie der Universität, A–6020 Innsbruck

Kramar, H., Dr. med., Institut für Anästhesiologie des Allgemeinen Krankenhauses der Stadt, A–4020 Linz

Kroesen, G., Dr. med., Klinik für Anästhesiologie der Universität, A–6020 Innsbruck

Lackner, F., Doz., Dr. med., Klinik für Anästhesie und allgemeine Intensivmedizin der Universität, A–1090 Wien

List, W.F., Prof., Dr. med., Institut für Anästhesiologie der Universität, A–8036 Graz

Matejcek, E., med. techn. Ass., Klinik für Anästhesie und allgemeine Intensivmedizin der Universität, A–1090 Wien

Mayrhofer, O., Prof., Dr. med., Dr. h. c. mult., Klinik für Anästhesie und allgemeine Intensivmedizin der Universität, A–1090 Wien

Necek, S., Dr. med., Institut für Anästhesiologie, Allgemeines Krankenhaus der Stadt, A–4020 Linz

Neumark, J., Dr. med., Klinik für Anästhesie und allgemeine Intensivmedizin der Universität, A–1090 Wien

Oberbauer, R., Dr. med., Universitätsklinik für Neurochirurgie, A–8036 Graz

Pauser, G., Dr. med., Klinik für Anästhesie und allgemeine Intensivmedizin der Universität, A–1090 Wien

Pichler, H., Doz., Dr. med., Lehrkanzel für Chemotherapie der Universität, A–1090 Wien

Polzer, K., Prof., Dr. med., Ludwig Boltzmann Institut für herzchirurgische Forschung, A–1090 Wien

Reich-Hilscher, B., Dr. med., Institut für Anästhesiologie, Krankenanstalt Rudolfstiftung, A–1030 Wien

Rosenberger, F., Dr. med., Orthopädische Klinik Lindenhohe, D–8461 Schwandorf

Rotter, M., Doz., Dr. med., Hygieneinstitut der Universität, A–1090 Wien

Rügheimer, E., Prof., Dr. med., Institut für Anästhesiologie der Universitätskliniken, D–8530 Erlangen

Schuhfried, F., Dr. phil., Van Swietengasse 10, A–1090 Wien

Schwander, D., Priv. Doz., Dr. med., Institut für Anästhesiologie, Kantonspital, CH–1011 Lausanne

Semsroth, M., Dr. med., Klinik für Anästhesie und allgemeine Intensivmedizin der Universität, A–1090 Wien

Sporn, P., Dr. med., Klinik für Anästhesie und allgemeine Intensivmedizin der Universität, A–1090 Wien

Steinbereithner, K., Prof., Dr. med., Klinik für Anästhesie und allgemeine Intensivmedizin der Universität, A–1090 Wien

Strickner, M., Dr. med., II. Universitätsklinik für Unfallchirurgie, A–1090 Wien

Wadl, G., med. tech. Ass., Klinik für Anästhesie und allgemeine Intensivmedizin der Universität, A–1090 Wien

Watzek, C., Dr. med., Klinik für Anästhesie und allgemeine Intensivmedizin der Universität, A–1090 Wien

Wiche, E., med. tech. Ass., Klinik für Anästhesie und allgemeine Intensivmedizin der Universität, A–1090 Wien

Begrüßung

L. Bochdansky

Meine sehr verehrten Damen und Herren!

Vor 25 Jahren wurde die Österreichische Gesellschaft für Anaesthesiologie und Reanimation gegründet; eine Gruppe besessener Pioniere ging damals daran, einem neuen Fach in der Medizin Geltung und Ansehen zu verschaffen.
So mancher Kollege anderer Fächer größeren und kleineren Formates konnte mit diesem neuen Fach weder fachlich noch sachlich etwas verbinden und gar mancher wollte es nicht wahr haben, daß es uns gab. Demgegenüber danken wir es einsichtigeren Chirurgen, daß wir zu unserer Ausbildung kamen.
Gedacht sei jenen, die damals mit allergrößter Opferbereitschaft und vorausahnend, welche Aufgaben zu bewältigen sein werden, an die Arbeit gingen, dieses unser Fach wissenschaftlich weiter auszubauen und in den praktischen Medizinbetrieb zu integrieren. Sie alle leben hier unter uns. Ich denke auch an jene unserer Pioniere, die leider viel zu früh von uns gegangen sind.
Den jüngeren Kollegen möchte ich in Erinnerung rufen, daß es auch heute noch viele Aufgaben zu bewältigen gilt und ein gewisser Pionierdrang, gerade weil wir noch ein relativ junges Fach sind, weiterhin erwartet wird.
Mit einigem Stolz dürfen wir zurückblicken auf diese letzten 25 Jahre, da aus der kleine Schar unentwegter Optimisten mittlerweile eine, auch international anerkannte, für die Wissenschaft und die hier lebenden Menschen tätige Fachgruppe wurde, ohne die der Alltagsbetrieb in den Krankenhäusern nicht mehr denkbar wäre.
Sie alle, meine Damen und Herren, haben diese Entwicklung mitgemacht, beobachtet und die Segnungen dieses Fortschrittes vielleicht auch am eigenen Leibe verspürt. Ich begrüße Sie ganz herzlich und bitte Sie, an unserem Familienfest teilzunehmen.

Grußworte

namens der Deutschen Gesellschaft für Anästhesie und Wiederbelebung

E. Rügheimer

Sehr geehrter Herr Präsident, meine sehr verehrten Damen, meine Herren!

Mit der Vollmacht der Deutschen Gesellschaft für Anästhesie und Wiederbelebung versehen, gratuliere ich der Österreichischen Gesellschaft für Anaesthesiologie und Reanimation zu ihrem 25 jährigen Gründungsfest herzlich, respektvoll, und mit tiefer Sympathie.
Und ich spreche mit begründeter Vollmacht: Es gibt wohl keinen deutschen Anästhesisten, der nicht persönlich Zeuge österreichischer Kongreßbeiträge gewesen wäre, der nicht hochachtungsvoll österreichische Vortragsdiamanten im Schliff Jahrhunderte alter Universitätstradition betrachten konnte. – Oder etwas einfacher gesagt: Sie dürfen auf bundesdeutschen Anästhesiekongressen nicht mehr fehlen, der Qualität wegen. Wir bewundern Ihre Leistungen, weil wir sie kennen.
Und in Kenntnis dieser Leistung ist es nicht zu hoch gegriffen, wenn ich freudig feststelle: „Sie haben sich um die europäische Anästhesiologie und Intensivmedizin verdient gemacht."
Blicken Sie heute getrost zurück: 25 Jahre sind keine Zeit für ein Fachgebiet der Medizin. Wir können noch keine Geschichte schreiben wie Internisten und Chirurgen. Und dennoch: Wer von Ihnen – und die Pioniere sitzen ja hier noch mitten unter uns – wer von Ihnen hat denn bei aller Weitsicht und Begeisterung an jenem 1. Februar im Hörsaal der 2. Chirurgischen Klinik in Wien eine Anästhesiologie vorhergesehen, wie wir sie heute schon selbstverständlich erleben? Ein großes Fachgebiet, stattlich gegründet auf Anästhesie, Intensivmedizin und Notfallmedizin. Und den jungen Kollegen nur eine Frage: „Wie sehen Sie denn hier und heute die Zukunft unseres Fachs in 25 Jahren? " „Haben Sie die Kraft der Imagination – ich meine nicht den Fleiß der Extrapolation? " Wenn nicht – bemühen Sie sich darum; es ist ja erst der Anfang gemacht. Die neue Zukunft liegt bei Ihnen.
Blicken Sie heute getrost zurück: Die Pionierzeit ist dahin. Mit ihr die Zeit der schnellen, großen Taten. Das Land ist abgesteckt. Jetzt ist die Anästhesie mühseliger geworden. Nicht einfacher, nicht weniger Witz, Willen und Entscheidungsfreude fordernd, nur anstrengender. Pioniere mit dem unbeugsamen Willen zum Erfolg müssen ihren Weg unbesorgter gehen. Das Land zu kultivieren, fordert Geduld mit den Einzelheiten. Kultivieren, das ist mehr Liebe und weniger Kampf.
Weniger Kampf – aber noch keine Siegesfeiern, denn das Ansehen unseres Faches ist noch nicht erstritten. Was wir heute besitzen, ist nur das Modell einer wünschenswerten Anästhesiologie. Wir haben zwar die hinreichende Sicherheit für unsere Patienten gewonnen, aber gerade das verpflichtet uns, durch kräfteverzehrende Forschung, durch praktische, tägliche klinische Forschung mehr Qualität zu erringen. Und dazu muß der Anästhesist frei sein. Mehr Qualität werden wir nur erreichen, wenn wir die Strukturen der ärztlichen Aufgaben neu herausarbeiten. Der Fortschritt in der Anästhesiologie hat auch personelle Konsequenzen. Erforschtes, Gesichertes können wir weitergeben. Was anfangs rein ärztliche Aufgabe war, kann heute oft teilweise von unserem medizinischen Assistenzpersonal übernommen werden, das ja nach unseren Ausbildungsplänen für mehr eigenverantwortliche Tätigkeit herangebildet worden ist. Bedenken Sie nur: an der Herz-Lungen-Maschine, an der einst mehrere Ärzte standen, sitzen heute Kardiotechniker.

Wir brauchen mehr Zeit, denn wesentliche Bereiche der Anästhesiologie können einfach aus Zeitmangel noch nicht bearbeitet werden. Da sind Aufgaben im präoperativen Bereich, in der Intensivtherapie, in der Notfallmedizin und vor allem in der Weiterbildung mit wesentlich erhöhten Anforderungen an den Einzelnen.

Der hohe Standard unseres Faches darf uns gerade an einem Tag wie heute nicht vergessen lassen, daß Spitzenleistungen den Fortschritt bestimmen, In der Wissenschaft ist es ein Unding, einen bestimmten Standard festschreiben zu wollen. Im Gegenteil: Wir müssen gegen die normative Kraft des hohen Standards Auswege offen halten, denn nur wenn wir auch weiterhin neue Spitzenleistungen möglich machen, und wenn die Gesellschaft sie auch honoriert, werden wir später den allgemeinen Standard wieder etwas anheben können. Aufgaben gibt es genug: denkbare und wichtiger noch undenkbare. Bei dieser Gelegenheit ein Wort an die Verwalter unseres Schicksals, an die Politiker: Schaffen Sie den Wissenschaftlern Platz. – Ich weiß: Schiller konnte noch sagen: „Sire, geben Sie Gedankenfreiheit." Wir dürfen heute schon um etwas Profaneres bitten: Um „Weisungsfreiheit", „Institutsfreiheit", „Etatfreiheit". Natürlich weiß ich auch, daß Sie ganz einfach den Verbrauch von Steuergeldern verantworten müssen, in einer Zeit, in der das Geld knapp und die Verantwortung kompliziert geworden ist. In einer Zeit, in der – wie bei uns – für einen Verwaltungsakt bis zu 36 Unterschriften nötig sind. Dennoch: Sie müssen den Wissenschaftlern Raum schaffen. Bei aller anerkannt notwendigen Kontrolle. Nur politischer Wagemut garantiert Forschungsfortschritt. Machen Sie, um das praktisch und nüchtern zu sagen, aus all den weisungsgebundenen Anästhesisten Chefärzte, geben Sie ihnen viel Verantwortung, Raum, ihre Entscheidungen selbst zu treffen und Sie werden sehen: Der Ehrgeiz dieser Leute wird Ihre Entscheidungen rechtfertigen. Werfen Sie einen Blick in die Geschichte, Sie haben ja 1000 Jahre davon. Und schauen Sie sich in der Gegenwart um: Die einzige Garantie für den Fortschritt in der Forschung ist die Freiheit des einzelnen Forschers. Nehmen Sie diese Gesellschaft hier: Der Ruf der österreichischen Anästhesie beruht auf dem Ruf der Einzelnen. Auf dem Ansehen und dem Ruf eines Mayrhofer, eines Haid, Steinbereithner, Bergmann, Feuerstein, Benzer und nicht zu vergessen, auf unseren viel zu früh verstorbenen Freund Rudi Kucher.

Fragen Sie nicht verwaltend nach den Ergebnissen der Wissenschaft. Den Fortschritt bringt uns heute nur das Undenkbare, das morgen Alltag ist. Otto Hahn hätte noch 1938 einen Taschenrechner, wie Sie ihn für ein paar Schilling aus dem Kaufhaus bekommen, nicht einmal denken können. Also treffen Sie Entscheidungen für die Zukunft, ohne die Zukunft zu entscheiden und bedenken Sie dabei: Die Alternative zur Planung ist nicht die Planlosigkeit, sondern die Freiheit zur Initiative.

Meine lieben, verehrten Kolleginnen und Kollegen, Sie dürfen heute getrost diese 25 Jahre zurückblicken, Sie dürfen aber auch guten Mutes in die Zukunft schauen, denn Sie stehen auf einem sicher gegründeten Fundament. Und wie immer Ihr Weg in die Zukunft aussehen wird, was immer Sie anpacken werden, Sie dürfen dabei sicher sein, daß meine Gesellschaft Ihnen beisteht. Sie wissen, daß Sie Freunde haben in der Bundesrepublik – viele aufrichtige Freunde. Einer davon steht hier vor Ihnen und sagt Ihnen herzlichen Glückwunsch zu 25 Jahren österreichischer Anästhesie und eine gute Zukunft. Bon voyage.

Grußworte

namens der Schweizerischen Gesellschaft für Anästhesiologie und Reanimation (Société Suisse d'Anesthésiologie et de Réanimation)

D. Schwander

Sehr geehrter Herr Präsident, werte österreichische Kolleginnen und Kollegen!

Da sich zwischen der Realität und mir noch nicht die Schranken des Alters, der Schmeichelei und der Gleichgültigkeit befinden, wage ich es, das Bild des zentraleuropäischen Anästhesisten, wie ich einer bin und wie wir alle sind, aufzuzeichnen.
Unsere Lehrer hatten der Realität nicht den Rücken gekehrt. Sie bildeten nicht Spezialisten aus, die nur das Diplom haben und nicht mehr. Im Gegensatz zur theoretischen, passiven, eingeengten Ausbildung in einer unterwürfigen Atmosphäre – leider von zu vielen unserer Kollegen von anderen Spezialitäten so gegeben – haben wir eine offene, aktive und fortschrittliche Ausbildung genossen. Wir wurden unseren Fähigkeiten entsprechend und nicht gemäß dem Alter gefördert. Es wurde von uns nicht verlangt, eine Stellung unterwürfig kriechend zu erreichen. Deshalb herrscht unter uns auch kein Groll. Dieselben Lehrer haben auch unsere Spezialistengesellschaften gegründet.
Keine innere Stimme hat uns aufgefordert, uns dem alten menschlichen Leiden hinzuwenden, aber wir haben ausgezeichnete Beziehungen zu den Patienten und wir bestärken diese, wenn sie es nötig haben. Der größte Teil unserer medizinischen Tätigkeit ist technischer Natur, die Zuneigung, die man einem Kranken entgegenbringt, hilft einem dabei nicht. Wir ziehen es deshalb vor, sehr wachsam und hellhörig zu sein und dabei menschlich zu bleiben, und nicht erhaben, freigebig und unwirksam zu agieren.
Ein altes und etwas bösartiges Sprichwort sagt folgendes: Hätte ich drei Söhne, so würde der Begabteste Mediziner, der nächste Chirurg und der Ungeschickteste Geburtshelfer. Wie auch sonst oft, wurden wir Anästhesisten vergessen. Und warum? Deshalb, weil wir etwas besonderes sind. Der Anästhesist ist ein spezialisierter Arzt, aber nicht wie die anderen. Dem Allgemeinarzt gehört der Kranke, dem Spezialisten die Krankheit. Dem ersten die Menschen, dem letzteren die "Fälle". Der Anästhesist schläfert nicht die Fälle ein, wie es ein Spezialist tun würde. Wohl hat er auf der einen Seite die Patienten, aber andererseits hat es noch die Apparate, ferner die Operateure und manchmal sogar noch den Internisten, der ihm etwa auch noch die zu verwendende Anästhesietechnik vorschreibt.
Dies alles bedingt, daß der Anästhesist, der seinen Beruf nicht als Amateur ausübt, sehr beschäftigt ist, sich stets auf dem Laufenden über die Entwicklung seines Fachgebietes zu halten. Da er aber so viel zu tun hat, besteht auch nicht die Gefahr, daß er sich Scheuklappen anlegt und den Kontakt mit der übrigen Medizin verliert.
Es ist die Ehre des Chirurgen, bereit zu sein, neue Leistungen zu vollbringen, die dann etwa auch die Sensationspresse interessieren, indem er die neuen Erkenntnisse benützt, die ihm die Medizin und die Anästhesie bringen. Das spielt keine Rolle. Jeder Anästhesist fühlt sich Organisator, Lehrer und Forscher, fast ebenso wie Arzt. Er gibt der unnützen Theorie nicht den Vorzug über die unerläßliche Praxis. Er überlegt an Ort und Stelle, wo er seine Anästhesie oder Reanimation ausübt. Er weiß, daß kein theoretisches Gespräch, kein Lehrbuch diese praktische Ausbildung im Überwachen und Handfühlen ersetzen. Wenn er dem so gefürchteten Anästhesiezwischenfall gegenübersteht, geht er nicht in seinen Büchern nachschauen, denn

er braucht augenblicklich eine Antwort. Aus diesem Grunde haben wir in der Anästhesie keine „großen alten Herren", die "Papier-mediziner" ausbilden, dafür finden wir eine gemeinsame Bereitschaft bei allen erfahrenen Anästhesisten, den jungen Assistenten zu helfen, sie zu führen und sie zu korrigieren, bis sie selber fähig sind, zu erkennen und zu überlegen. Wir haben keinen „großen alten Herrn" der Anästhesie, dem man den Patienten auf der großen Visite zeigen kann. Es gibt nur Anästhesisten, die bis zu ihrer Pensionierung lernen und die sich gerne mit ihren Fachkollegen treffen, so wie wir es hier tun.

Da viele unserer medizinischen Kollegen und natürlich die Allgemeinheit noch die Notwendigkeit der Anästhesie und Reanimation erkennen müssen, sind wir seit langem in der Minderzahl, doch steht bereits die Gefahr einer Überzahl bevor. Trotz der Anstrengungen unserer zentraleuropäischen Gesellschaften für Anästhesie gibt es bereits schon einige Schatten und wir dürfen deshalb mit unseren Anstrengungen nicht nachlassen.

Zum Beispiel sind im gegenwärtigen System die finanziellen Kredite nicht unbeschränkt. Man ist deshalb gezwungen, seinen Einfluß auf Kosten der Nachbarn auszubreiten. Wenn wir, basierend auf unseren Gesellschaften, nicht angreifen, so tun es die anderen.

Es besteht die Gefahr, daß die Mittelmäßigkeit eines Anästhesiechefs oder mehrerer leitender Chirurgen zu einer Selektion von Anästhesisten führt, die nicht einem Optimum entspricht. Unsere Gesellschaften für Anästhesie müssen sehr wachsam sein, was solche Nominationen betrifft.

Wohl gibt es eine gewisse Verstaatlichung der Medizin, die für einen verbesserten Durchschnitt des Gesundheitswesens bürgt, die aber gleichzeitig die Gefahr einer größeren Gleichgültigkeit in sich trägt, das heißt, einer Anästhesie und Reanimation von verminderter Qualität. Aus diesem Grunde ist es nicht richtig, daß der Anästhesist am Rande seiner Fachgesellschaft sich befindet, die so viel für ihn getan hat, und nur von den Leistungen anderer profitiert, ohne sich selber aktiv daran zu beteiligen. Selbst wenn die Ärzte unter sich schon große Mühe haben, einander auf dem Gebiet der medizinischen Information zu verstehen, so müssen die Anästhesisten selber einen großen Beitrag leisten.

Der Anästhesist hat eine zu große Verantwortung und einen zu gefährlichen Beruf, was die andern betrifft, ohne unter einer scharfen Kontrolle zu stehen. Je mehr Macht unsere drei Fachgesellschaften haben, desto besser wird unsere zentraleuropäische Anästhesie. Es ist von Vorteil, wenn wir jetzt gemeinsam einen Rückhalt aufbauen, unsere Überwachung selber organisieren, als eine solche Kontrolle von auswärts an uns herankommen zu lassen.

An diesem Tag, wo Sie das fünfundzwanzigjährige Bestehen Ihrer Gesellschaft für Anästhesiologie feiern, gratuliere ich Ihnen im Namen der Schweizerischen Gesellschaft für Anästhesiologie und Reanimation für alles, was Sie für die Anästhesie in Ihrem Land und im Ausland geleistet haben. Ich überbringe Ihnen die Anerkennung unserer kleinen Gesellschaft. Es ist besser, gemeinsam jetzt zu entscheiden, wohin wir gehen werden. Die nächsten Jahre werden turbulent sein. Morgen ist bald. Die Anästhesie von morgen bereitet sich heute in den Zusammenkünften unserer Gesellschaften vor. Morgen kann das Mögliche bereits Realität werden.

25 Jahre Österreichische Gesellschaft für Anästhesiologie und Reanimation

O. Mayrhofer

Man soll die Feste feiern, wie sie fallen. Deshalb hat unsere Gesellschaft in ihrem 25jährigen Bestandsjubiläum einen willkommenen Anlaß gesehen, durch die Abhaltung eines Symposiums wieder einmal ein kräftiges Lebenszeichen von sich zu geben.
Im Rahmen dieser heutigen Festsitzung wurde mir die ehrenvolle und angenehme Aufgabe übertragen, einen Rückblick über das erste Vierteljahrhundert unserer Gesellschaft zu geben. Ich möchte diese Gelegenheit gleichzeitig aber auch zu einer Bestandsaufnahme der gegenwärtigen Situation in Österreich benützen und schließlich noch einen Blick in die Zukunft und auf die Entwicklungsmöglichkeiten unseres Faches wagen.

Rückblick

Der 16. Oktober 1846, der Tag, an dem William Morton im Massachusetts General Hospital in Boston zum ersten Mal öffentlich eine erfolgreiche Äthernarkose demonstrierte, gilt als der Geburtstag der klinischen Anästhesiologie. Nur wenige Wochen später hielt die Äthernarkose auch in Österreich ihren Einzug. An der II. Chirurgischen Universitätsklinik in Wien führte deren damaliger Vorstand Prof. Franz Schuh am 27. Januar 1847 die Exstirpation eines kleinen Gefäßtumors unter Narkose durch, nachdem bereits vorher über seinen Auftrag seine beiden Assistenten Krakowitzer und von Markusowsky sowohl an Hunden als auch an sich selbst Äther erprobt hatten.
Auch Carl Koller, der Wiener Ophthalmologe, der zu Recht als Vater der Lokalanästhesie angesehen wird, führte sowohl Tierversuche – an Kaninchen – als auch Selbstexperimente mit Cocain durch, bevor er die Droge bei Patienten anwandte und schließlich im September 1884 erstmals darüber berichtete.
Die Äthertropfnarkose, die verschiedenen Methoden der Lokal- und Regionalanästhesie und seit der Mitte der 30er-Jahre auch das Evipan zur i.v. Narkose waren die Möglichkeiten, die in unserem Land zur Schmerzausschaltung bei operativen Eingriffen bis in die Zeit nach dem zweiten Weltkrieg nahezu ausschließlich zur Verfügung standen und in der Praxis von einer Ärztegeneration zur anderen weitergegeben wurden.
Der Anstoß zur Spezialisierung erfolgte im Sommer 1947, als Prof. Stuart Cullen aus Iowa City, der mit einer etwa 12-köpfigen amerikanischen Ärztemission nach Österreich gekommen war, in Wien, Graz und Innsbruck moderne Kombinationsnarkosen unter Verwendung von Curare und der endotrachealen Intubation vorführte. Einige weitblickende Chirurgen unseres Landes, wie etwa die Klinikvorstände Denk in Wien und Breitner in Innsbruck, sowie die Primarärzte Plenk in Linz und Domanig in Salzburg bestärkten damals mehrere jüngere Mitarbeiter in ihrem Bestreben, sich im angelsächsischen Ausland einer Anästhesie-Fachausbildung zu unterziehen.
Gegen Ende des Jahres 1950 konnte ich bereits mit einem Grundstock von jungen Ärzten, die teils im Ausland, teils bei uns in Wien einige Monate praktischer Ausbildung in den modernen Anästhesiemethoden absolviert hatten, Kontakt aufnehmen und sie zu einer fachlichen Zusammenarbeit animieren. Daraus erwuchs schließlich der Gedanke zur Gründung einer Fachgesell-

schaft. Bei einer Zusammenkunft von 20 österreichischen Narkoseärzten am 22. Juni 1951 wurden die Herren Kucher, Benke und ich selbst damit beauftragt, Statuten auszuarbeiten, und am 19. Oktober 1951 wurde schließlich die Österreichische Gesellschaft für Anästhesiologie im Hörsal der II. Chirurgischen Universitätsklinik offiziell gegründet. Immerhin hatten wir damals bereits 43 Gründungsmitglieder, die eine uns wesentlich erscheinende Voraussetzung erfüllten, nämlich sich ausschließlich oder vorwiegend mit praktisch-klinischer Anästhesie zu befassen.

Der erste Vorstand der Gesellschaft setzte sich wie folgt zusammen: Vorsitzender: O. Mayrhofer, Wien, 1. Stellvertreter: R. Kucher, Wien, 2. Stellvertreter: H. Bergmann, Linz, Schriftführer: F. Chott, Wien, und Kassenverwalter: A. Benke, Wien. Schon das erste Vereinsjahr war durch drei Marksteine gekennzeichnet: Im April 1952 erschien die erste Nummer unserer Fachzeitschrift „Der Anaesthesist" unter der gemeinsamen Redaktion von R. Frey, Heidelberg (später Mainz), W. Hügin, Basel und O. Mayrhofer, Wien. Am 18.6.1952 erfolgte durch Verordnung des Bundesministeriums für Soziale Verwaltung die offizielle Anerkennung des Sonderfaches Anästhesiologie unter gleichzeitiger Festlegung der Ausbildungsbestimmungen. Und schließlich organisierte unser Pioniermitglied Volkmar Feurstein den Ersten Österreichischen Kongreß für Anästhesiologie, der am 5. und 6. September 1952 in Salzburg stattfand. Schon damals hatten wir die Freude, einige Fachkollegen aus den USA – St. Cullen und F.F. Foldes – sowie aus mehreren europäischen Ländern begrüßen zu dürfen. Dr. Bovay überbrachte als Präsident der kurz vorher gegründeten Schweizerischen Gesellschaft die besten Grüße und Wünsche und unsere deutschen Kollegen gründeten damals in Salzburg eine Arbeitsgemeinschaft, aus der ein Jahr später die Deutsche Gesellschaft für Anästhesie und Wiederbelebung hervorging.

Der zweite Vorstand der Gesellschaft mit dem Vorsitzenden R. Kucher und K. Steinbereithner als Schriftführer organisierte unsere zweite österreichische Fachtagung in Velden im Mai 1953, an der u.a. Laborit und Huguenard aus Paris teilnahmen. In der Folge hielt die Gesellschaft regelmäßig 3–4 wissenschaftliche Sitzungen pro Jahr ab und veranstaltete in Rotation mit unseren deutschen und schweizerischen Schwestergesellschaften gemeinsame Tagungen. In seinem Bericht über die ersten 10 Jahre der Gesellschaft (Tabelle 1) konnte unser damaliger Vorsitzender Hans Bergmann (1) im November 1961 bereits auf 7 solche Tagungen verweisen und 31 wissenschaftliche Sitzungen anführen, bei denen 95 Vorträge oder Mitteilungen gehalten worden waren. Inzwischen war unsere Gesellschaft 1955 beim Ersten Weltkongreß für Anästhesiologie in Scheveningen als Gründungsmitglied in den Weltbund der Anästhesiegesellschaften aufgenommen worden und hatte mit einer größeren Delegation auch am Zweiten Weltkongreß in Toronto 1960 teilgenommen.

Ein wichtiger Meilenstein war dann der Erste Europäische Anästhesiekongreß, der im September 1962 in der Wiener Hofburg stattfand. Als Präsident dieser Tagung konnte ich damals nicht nur unser Staatsoberhaupt Dr. Adolf Schärf, sondern auch rund 1700 Teilnehmer aus mehr als 30 Ländern begrüßen. Es würde zu weit führen, alle weiteren wissenschaftlichen und sonstigen Aktivitäten unserer Gesellschaft während all dieser Jahre im Einzelnen anzuführen. Ich will mich darauf beschränken, zwei Veranstaltungen hervorzuheben, die weit über die Grenzen unseres Landes hinaus positivstes Echo gefunden haben. Es waren dies der 10. und der 13. Zentraleuropäische Kongreß für Anästhesiologie in Salzburg 1967 bzw. in Linz 1973. Die Organisatoren und Präsidenten dieser beiden Fachtagungen Volkmar Feurstein und Hans Bergmann verdienen es noch heute, in Dankbarkeit gewürdigt zu werden.

Tabelle 1. Situation der Anästhesiologie in Österreich 1961 (nach 1). Ergebnis einer Rundfrage bei 103 von 121 Öff. KH (= 85,1 %)

Art des KH	Zahl	Anästhesiedienst		Absicht, FA zu beschäftigen		Stellung der Anästhesisten i.d. KH				Zahl der Anästh. in KH	
		zentral	nicht zentral	ja	nein	Prof.	Prim.	Konsil. FA	Ass. (Chir.)	Fachärzte	in Ausbildung
Univ.Spitäler	3	3	–	–	–	2	1	–	18	21	57
Größere KH *mit* Ausbildungrecht	3	3	–	–	–	–	3	–	3	6	2
KH >500 Betten	2	2	–	–	–	–	–	2	6	8	–
KH 100–500 B.	49	29	–	12	8	–	–	22	13	35	–
KH < 100 B.	46	2	6	29	9	–	–	–	8	8	–
Gesamtzahl	103	39	6	41	17	2	4	24	48	78	59
		45		58		78					

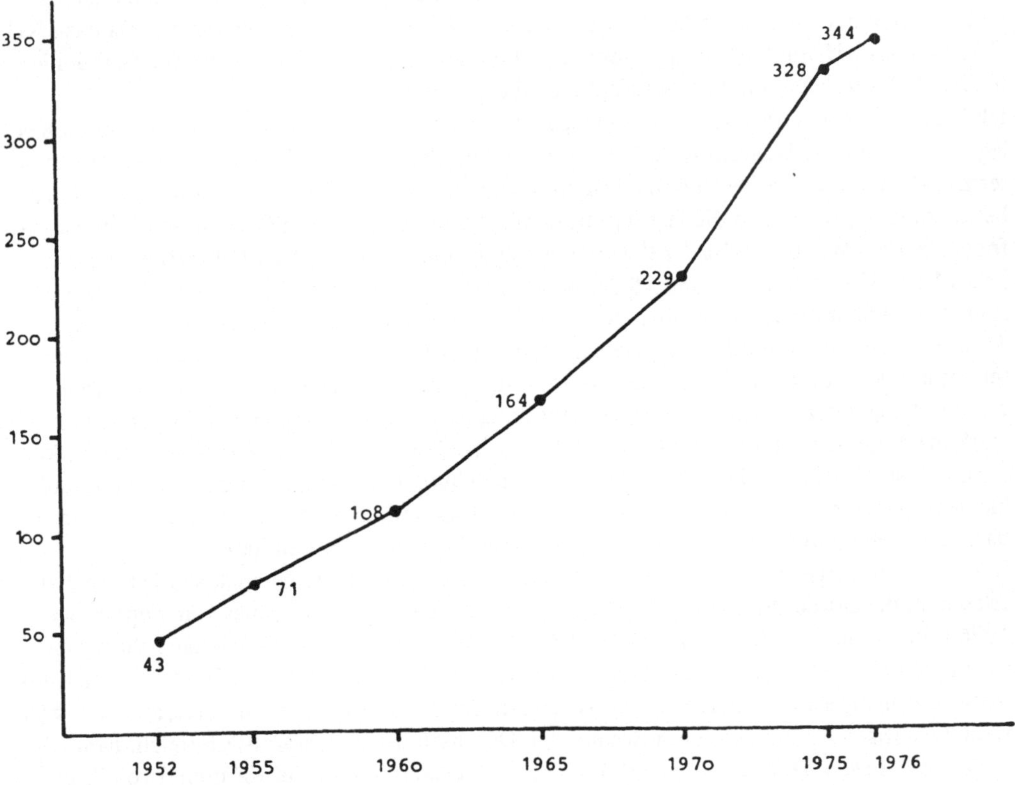

Abb. 1. Österreichische Gesellschaft für Anästhesiologie und Reanimation. Mitgliederbewegung der Gesellschaft 1952–1976

Bestandsaufnahme 1976

Der Mitgliederstand unserer Gesellschaft hat sich in den vergangenen 25 Jahren erfreulich entwickelt (Abb. 1) und beträgt derzeit 344 ordentliche, 11 assoziierte, 10 Ehren- und 12 korrespondierende Mitglieder.

Um einen Überblick über die Tätigkeit unserer Mitglieder und den derzeitigen Status der Anästhesiologie in Österreich zu bekommen, habe ich im Sommer dieses Jahres ein Rundschreiben samt Fragebogen an insgesamt 136 Allgemeine Krankenhäuser unseres Landes versandt. 132, das sind 97,6 %, beantworteten meine Rundfrage. Bei 4 dieser Krankenhäuser stellte sich jedoch heraus, daß sie entweder kein Öffentlichkeitsrecht oder keine operativen Abteilungen besaßen. Die nachfolgenden Ausführungen basieren daher auf der Auswertung von insgesamt 128 Fragebögen.

Ich habe mich bemüht, die wesentlichsten Ergebnisse dieser Rundfrage in einer tabellarischen Übersicht zu ordnen (Tabelle 2). Den drei Universitätskrankenhäusern in Wien, Graz und Innsbruck und weiteren 19 größeren Spitälern mit Ausbildungsrecht zum Facharzt für Anästhesiologie stehen derzeit 106 a.ö. Krankenhäuser mit operativen Abteilungen gegenüber. Von diesen haben 4 mehr als 250 operative Betten, 62 zwischen 100 und 250 und weitere 40 weniger als 100 operative Betten. 85 dieser Spitäler, das sind rund zwei Drittel, verfügen über einen zentral organisierten Anästhesiedienst. Bei 20 ist das Anästhesieservice nicht zentralisiert, während 23 weitere überhaupt keinen Facharzt für Anästhesiologie zur Verfügung haben. 48 leitende Anästhesisten haben den Rang von Primarärzten, wobei ich auch die drei Ordinarii und Vorstände der Universitäts-Institute hinzugezählt habe. 33 sind Leitende Fachärzte und 25 leiten den Anästhesiedienst ihres Hauses in der Position eines Oberarztes. Da das LKH Graz und das KH von Feldkirch je zwei Anästhesieabteilungen aufweisen, ist die Zahl der leitenden Anästhesisten um 2 größer als die Zahl der Spitäler.

Ich habe versucht, aufgrund der eingegangenen Antworten und Meinungen der befragten Kollegen auch eine Art Bewertung der Qualität der Anästhesiedienste der einzelnen Krankenhäuser zu geben. Eine positive Reihung bedeutet hier, daß sowohl die Anästhesisten mit ihren Arbeitsbedingungen als auch die Häuser mit dem gebotenen Service im Großen und Ganzen zufrieden waren. Wo dies nicht der Fall war, erfolgte eine negative Gesamtbewertung. Davon sind 14 der 62 mittelgroßen und 15 der 40 kleineren Spitäler betroffen. Aus der Tabelle 2 sind aber darüber hinaus auch noch deutliche regionale Unterschiede zu erkennen. Wien, Tirol, Kärnten und Vorarlberg erscheinen relativ günstig versorgt, während die Krankenhäuser der übrigen Bundesländer nur zu 50–75 % ein zufriedenstellendes Anästhesieservice aufweisen. Als geradezu erschreckendes anästhesiologisches Notstandsgebiet springt die Steiermark ins Auge, wo offenbar der Großteil der Fachanästhesisten in der Landeshauptstadt konzentriert ist. Es scheint, daß die Arbeits- und Anstellungsbedingungen in den mittleren und kleineren Häusern auch heute noch so wenig attraktiv sind, daß u.a. die Spitäler von Feldbach, Knittelfeld und Mürzzuschlag derzeit keinen Fachanästhesisten haben.

Die ungleichmäßige Verteilung der Anästhesisten in unserem Land ist auch aus Tabelle 3 zu erkennen, die auf der Standesmeldung der Österreichischen Ärztekammer vom September 1976 und auf der Volkszählung von 1971 beruht. Während in Wien ein Fachanästhesist auf ca. 11.000 Einwohner kommt, liegt diese Relation im Burgenland bei 1 : 90.000. Verhältnismäßig ungünstig schneiden auch noch Niederösterreich, Kärnten und Oberösterreich ab, während die übrigen 4 Bundesländer etwa um den Durchschnitt für Gesamt-Österreich, nämlich 1 : 22.000, liegen. Daß dennoch, wie aus Tabelle 2 ersichtlich war, in Kärnten 6 von 7, in Niederösterreich 17 von 23 und in Oberösterreich 16 von 21 Krankenhäusern ein zufriedenstellendes Anästhesieservice aufweisen, von den 21 steirischen Spitälern jedoch nur 10, kann

Tabelle 2. Resultat der Umfrage an 128 Krankenhäuser (aufgeteilt nach Bundesländern)

		B	K	N	O	S	St	T	V	W	Ö
		+ –	+ –	+ –	+ –	+ –	+ –	+ –	+ –	+ –	+ –
Einwohnerzahl (ca)		272.000	526.000	1,414.000	1,223.000	402.000	1,192.000	541.000	271.000	1,615.000	7,456.000
Univ. Spitäler		–	–	–	–	–	1 1 : 0	1 1 : 0	–	1 1 : 0	3 3 : 0
Größere KH *mit* Ausbildungsrecht		–	1 1 : 0	7 7 : 0	5 5 : 0	1 1 : 0	–	–	1 1 : 0	4 4 : 0	19 19 : 0
Größere KH *ohne* Ausbildungsrecht		–	1 1 : 0	–	1 1 : 0	–	–	–	–	2 2 : 0	4 4 : 0
Mittelgroße KH, ca. 100–250 op. Betten		1 1 : 0	3 2 : 1	10 7 : 3	11 8 : 3	5 4 : 1	11 6 : 5	7 6 : 1	3 3 : 0	11 11 : 0	62 48 : 14
Kleinere KH, ca. 100 op. Betten		2 1 : 1	2 2 : 0	6 3 : 3	4 2 : 2	3 1 : 2	9 3 : 6	4 4 : 0	2 1 : 1	8 8 : 0	40 25 : 15
Gesamtzahl und Gesamtbeurteilung pos : neg		3 2 : 1	7 6 : 1	23 17 : 6	21 16 : 5	9 6 : 3	21 10 : 11	12 11 : 1	6 5 : 1	26 26 : 0	128 99 : 29
Anästh. dienst	zentral	2	4	14	16	6	5	11	5	22	85
	nicht z.	–	2	3	2	2	6	1	–	4	20
	kein FA	1	1	6	3	1	10	–	1	–	23
Stellg. des Anästh.	Primar	1	4	11	8	4	3	6	4	7	48
	Leit.FA	1	1	3	5	1	2	4	2	14	33
	O.A.	–	1	3	5	2	7	2	–	5	25
	sonst.Pos.	1	1	6	3	2	10	–	1	–	24

B = Burgenland; K = Kärnten; N = Niederösterreich; O = Oberöstreich; S = Salzburg; St = Steiermark; T = Tirol; V = Vorarlberg; W = Wien; Ö = Österreich

Tabelle 3. Verteilung der Ärzte, Fachärzte und Fachärzte für Anästhesiologie nach Bundesländern (Zeichenerklärung siehe Tabelle 2)

Bundes-Land	Standesmeldung vom September 1976				Einwohnerzahlen (lt. Volkszähl. 71)	Relationen		
	Zahl aller Ärzte	davon Fachärzte	FÄ.f.Anästhesiologie Zahl	% Anteil		Arzt:EW	Anästh.:EW	An.:Arzt
B	270	105	3	0.9	272.119 (3,6%)	1 : 1008	1: 90.700	1 : 90
K	894	372	13	3.9	525.728 (7,0%)	1 : 588	1 : 40.440	1 : 69
N	2.076	753	30	8.9	1,414.161 (19,0%)	1 : 681	1 : 47.132	1 : 69
O	1.877	709	37	11.0	1,223.444 (16,4%)	1 : 651	1 : 33.066	1 : 51
S	921	410	19	5.7	401.766 (5,4%)	1 : 436	1 : 21.145	1 : 48
St	2.255	986	50	14.9	1,192.442 (16,0%)	1 : 529	1 : 23.849	1 : 45
T	1.311	576	24	7.1	540.771 (7,2%)	1 : 412	1 : 22.532	1 : 55
V	447	204	13	3.9	271.473 (3,6%)	1 : 607	1 : 20.883	1 : 34
W	6.186	3.214	146	43.5	1,614.841 (21,6%)	1 : 261	1 : 11.060	1 : 42
Ö	16.237	7.339	335	100%	7,456.545 (100%)	1 : 459	1 : 22.258	1 : 48

wohl nur aus der Bevölkerungsstruktur, dem Durchschnittsverdienst der Bewohner (geringere Zahl von privat Versicherten?) erklärt werden. Jedenfalls geht klar aus meiner Rundfrage hervor, daß vor allem in der Steiermark und im Burgenland rasch etwas geschehen müßte, um die anästhesiologische Versorgung der Bevölkerung dieser beiden Bundesländer zu verbessern.

Ausblick in die Zukunft

Ein gewisser Trend der Entwicklung läßt sich zunächst einmal vielleicht aus einem kurzen Rückblick ablesen, wenn wir nämlich die Ergebnisse der Rundfrage, die Bergmann (1) anläßlich des 10-jährigen Jubiläums unserer Gesellschaft im Jahr 1961 angestellt hatte, mit denen meiner diesjährigen Frageaktion (Tabelle 3) vergleichen. Damals hatten 103 von 121 angeschriebenen Krankenhäusern geantwortet. 58 von diesen hatten damals keinen einzigen Anästhesisten und 17 davon sahen gar keine Chance, in absehbarer Zeit einen Facharzt zu beschäftigen. Wenn man dazu noch die 18 Spitäler zählt, die auf die Anfrage nicht geantwortet hatten, dann sind dies 35. Heute sind es nur mehr 23 – oder vielleicht 26 – Krankenhäuser, die keinen Facharzt zur Verfügung haben und von diesen hat mehr als die Hälfte die Absicht bekundet, einen solchen anzustellen, wenn sich ein geeigneter Kandidat findet.
Weitere Tendenzen sind die Errichtung zentral geleiteter Anästhesiedienste und von Intensivbehandlungsstationen auch in mittelgroßen und kleineren Krankenhäusern. Gab es 1961 nur in 39 Spitälern zentrale Anästhesieabteilungen, so gibt es heute solche in 85 Krankenhäusern, – wie schon erwähnt, 48 geleitet von Primarii und 33 von leitenden Fachärzten. Zu den Ausnahmen im negativen Sinn zählen hier leider die 6 Arbeitsunfall-Krankenhäuser, alle mittel-

große Häuser mit Operationsfrequenzen zwischen 2500 und 10.000 Eingriffen pro Jahr. Die dort tätigen Anästhesisten stehen durchwegs nur im Rang von Ober- oder Assistenzärzten und in keinem dieser Häuser existiert ein echt zentral geleiteter Anästhesiedienst; eine Situation, die m.E. dringend einer Revision bedürfte.

Wie aus der Tabelle 4 ersichtlich, haben die 128 Krankenhäuser insgesamt 123 Intensivbehandlungsstationen gemeldet. 39 davon stehen unter anästhesiologischer Leitung, in weiteren 26 führen Anästhesisten die Station gemeinsam mit anderen Fachärzten (zumeist Chirurgen) und 58 sind sogenannte fachspezifische Stationen, in ihrer Mehrzahl „Coronary Care Units", also Herzüberwachungsstationen. Erwartungsgemäß liegt das Schwergewicht bei den größeren Spitälern, doch meldeten immerhin 20 der 40 kleineren Krankenhäuser Intensivstationen oder -zimmer, von denen wiederum die Hälfte von Anästhesisten betreut werden. Von den ca. 240 Intensivstationen, davon etwa 80 für echte Intensivtherapie und 160 als Intensivbeobachtungsstationen, die ich an Hand von internationalen Vergleichszahlen kürzlich als Erfordernis für Österreich errechnet hatte, sind wir allerdings noch weit entfernt.

Für mich steht es heute auf der Basis der durchgeführten Rundfrage fest, daß trotz aller stolzen Fortschritte der vergangenen 25 Jahre noch sehr viel geschehen muß. Die österreichische Anästhesiologie muß in den nächsten 10–15 Jahren noch sehr intensiv weiterwachsen, quantitativ und qualitativ. Legt man die Anhaltszahlen aus der Literatur zugrunde, die teils auf der Zahl der Operationstische, teils auf den Bettenzahlen der Krankenhäuser und teils auf der Bevölkerungszahl beruhen, errechnet sich ein Gesamtbedarf an Anästhesisten für ganz Österreich – Anästhesie und Intensivtherapie zusammen – in der Größenordnung von 900–1100. Selbst wenn man konzidiert, daß ein Teil der Arbeit von Schwestern und Ausbildungsärzten gemacht werden kann, müßte sich die Zahl der Fachärzte in absehbarer Zeit etwa verdoppeln. Bei der derzeitigen Jahresproduktion von Fachanästhesisten, die ca. bei 30 bis 35 liegt, wäre dieses Ziel in rund 10 Jahren zu schaffen. In der Zwischenzeit aber müssen unbedingt einige Schwerpunkte gesetzt werden: Die großen Städte weisen schon eine ziemliche Saturation auf. Es muß daher die Niederlassung von Fachanästhesisten in kleinen Orten, in den mittleren und kleineren Krankenhäusern des Landes, gefördert werden, etwa durch die Schaffung von Primararztpositionen, garantierte Mindesteinkünfte und Systemisierung einer ausreichenden Zahl von Mitarbeitern, Ärzten und Schwestern. Es ist geradezu ein grotesker Anachronismus, wenn mir z.B. der ärztliche Direktor des LKH Radkersburg (166 Betten, davon 86 operative, 3 Operationssäle und mehr als 7000 Eingriffe pro Jahr) schreibt, daß das Amt der Steirischen Landesregierung keinen Anästhesisten-Dienstposten bewilligt hat. Was das Risiko einer Operation betrifft, ist die Bevölkerung unseres Landes also leider noch weit von der heute so viel strapazierten „Chancengleichheit" entfernt.

Dennoch glaube ich, meine Damen und Herren, daß wir hier in Österreich auf dem Gebiet der Anästhesiologie und Reanimation den Vergleich mit den meisten anderen Industriestaaten der westlichen Welt nicht scheuen brauchen (2–6). Unsere im Ausland tätigen Fachkollegen haben sich durchwegs bestens durchgesetzt. Es besteht also auch auf dem qualitativen Sektor kein Grund zur Besorgnis. Trotzdem wäre meines Erachtens eine Facharztprüfung nach dem Muster anderer Länder anzustreben. Neuerdings sind ja darüber hinaus noch Bestrebungen im Gang, eine übernationale Institution zu schaffen, welche Diplomprüfungen abhalten sollte – also etwa eine Europäische Akademie für Anästhesiologie – mit dem Ziel der allgemeinen Hebung des Standards und einer Reziprozität der Berufsausübung für Anästhesie in allen west- und mitteleuropäischen Ländern. Ich glaube, unsere Gesellschaft sollte diese Bestrebungen kräftigst unterstützen und beim Aufbau einer solchen Europäischen Akademie aktiv mitwirken.

Tabelle 4. Intensivbehandlungsstationen in den A.Ö. Krankenhäusern Österreichs. Stand vom Oktober 76 (Zeichenerklärung siehe Tabelle 2)

Bundesland	Univ. Spitäler				Ausbildungs-KH				große KH>250 B.				mittl. KH 100–250				kleine KH<100 B.				Summe aller KH			
	Zahl der KH	IBST			Zahl der KH	IBST			Zahl der KH	IBST			Zahl der KH	IBST			Zahl der KH	IBST			Zahl der KH	IBST		
		An.	gem.	f.sp.		An.	gem.	f. sp.		An.	gem.	f.sp.		An.	gem.	f.sp.		An.	gem.	f.sp.		An.	gem.	f.sp.
B	–	–	–	–	–	–	–	–	–	–	–	–	1	–	–	–	2	1	–	–	3	1	–	–
K	–	–	–	–	1	1	–	1	1	1	–	1	3	–	1	2	2	1	–	–	7	3	1	4
N	–	–	–	–	7	5	1	4	–	–	–	–	10	–	4	7	6	–	–	–	23	5	5	11
O	–	–	–	–	5	3	1	3	1	–	1	1	11	2	4	3	4	1	–	–	21	6	6	7
S	–	–	–	–	1	1	–	2	–	–	–	–	5	2	2	3	3	–	–	2	9	3	2	7
St	1	1	2	1	–	–	–	–	–	–	–	–	11	3	–	6	9	2	–	4	21	6	2	11
T	1	1	–	1	–	–	–	–	–	–	–	–	7	2	–	2	4	2	1	1	12	5	1	4
V	–	–	–	–	1	2	–	2	–	–	–	–	3	–	2	–	2	1	–	–	6	3	2	3
W	1	2	–	2	4	2	2	3	2	–	1	1	11	1	3	4	8	2	1	1	26	7	7	11
Ö	3	4	2	4	19	14	4	15	4	1	2	3	62	10	16	28	40	10	2	8	128	39	26	58
			10				33				6				54				20				123	

Lassen Sie mich, meine Damen und Herren, schließen mit dem Wunsch, daß, wer immer die Jubiläumsrede in 25 Jahren halten wird, nur mehr Positives über die Anästhesiologie in Österreich im Jahr 2000 sagen kann, nicht so wie ich, der ich leider noch immer auch auf ein paar Schattenseiten hinweisen mußte.

Literatur

1. Bergmann, H.: Die Entwicklung der Anaesthesiologie in Österreich. Anaesthesist *11*, 261 (1962)
2. Henke, W., Rügheimer, E.: Momentaufnahme der Struktur der Anaesthesiologie in der BR Deutschland. Anaesthesiol. Informationen *17*, 515 (1976)
3. Mayrhofer, O.: 20 Jahre Anaesthesiologie in Österreich. Anaesthesist *16*, 253 (1967)
4. Mayrhofer, O.: Ausbildung und Berufsaussichten des Facharztes für Anaesthesiologie in Österreich. Ärztekammer für Wien, Mitteilungen *27*, 6 (1975)
5. Mayrhofer, O.: Entwicklung, Aufgaben und Möglichkeiten der Intensivtherapie in Österreich. Proc. Jahrestagung 1976 des Vereins der Ärztlichen Direktoren und Primarärzte Österreichs, Innsbruck, 2. und 3.4.1976, S. 17–22. Gräfling: Demeter 1977
6. Opderbecke, H.W.: Die Anhaltszahlen der DKG. Anaesthesiol. Informationen *17*, 424 (1976)

1. Wissenschaftliche Sitzung: Anästhesiologie

Vorsitz: L. Bochdansky

Die Wirkung von Thiopental und Digitalis auf die Herzmuskelfunktion

W. F. List

Die systolischen Zeitintervalle (STI) können als qualitatives und quantitatives Maß für die Herzmuskelfunktion angenommen werden. Die Myokardfunktion wird im wesentlichen von der Kontraktilität, aber auch von der Preload und Afterload bestimmt. Die Systole unterteilt sich in die Pre-ejectionphase (PEP) und die linksventrikuläre Auswurfzeit (LVET) (Abb. 1).

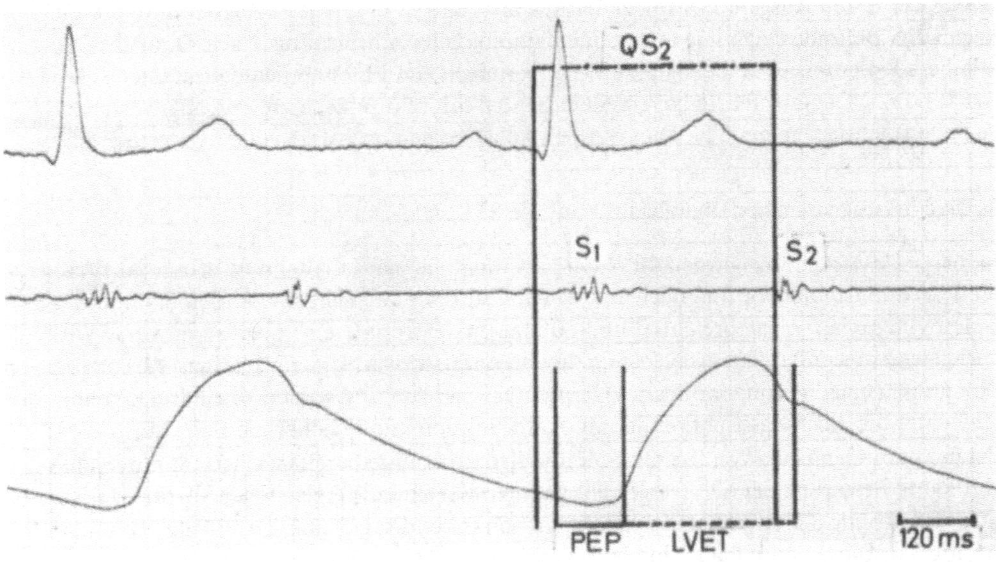

Abb. 1. Systolische Zeitintervalle (QS_2 = elektromechanische Systole, PEP = Ausspannungszeit, LVET = Auswurfzeit). Originalregistrierung

Die systolischen Zeitintervalle können unblutig – ohne Nadeln, Sonden oder Katheter – aus dem EKG, Phonocardiogramm und der Carotispulskurve errechnet werden. Voraussetzung ist die simultane Registrierung der 3 Kurven und eine Schreibgeschwindigkeit von über 100 mm/sec.

Trotzdem die Messung der STI erstmals schon 1921 beschrieben worden ist, fand sie erst mehr als 50 Jahre später Eingang in die Klinik. Erst durch Vergleiche mit blutigen Methoden, wie dem dp/dt max, dq/dt max, dv/dt max, der Ejectionfraction, HMV, Cl u.a. konnte die hohe Korrelation mit dem unblutig gemessenen PEP und dem Quotienten PEP/LVET erkannt werden *(1)*.

Unsere eigenen Untersuchungen wurden mit Hilfe des Österreichischen Forschungsrates durchgeführt. Sie waren darauf angelegt, die Wirkung von in der Anästhesie angewendeten Mitteln auf die Myokardfunktion kennenzulernen. Auch wollten wir die Bestimmung der systolischen Zeitintervalle als Screeningtest für die präoperative Beurteilung und eventuelle Digitalisierung von älteren Patienten einführen.

1. Die Wirkungen von Thiopental auf die STI *(2)*

Bei 15 Patienten zwischen 19 und 70 Jahren wurden die systolischen Zeitintervalle vor und nach einer Einschlafdosis von Thiopental (2–5 mg/kg) bestimmt. Thiopental mit seiner negativ inotropen Wirkung führte zu einer hochsignifikanten Verlängerung von PEP (8–55%) und zu einer Erhöhung des Quotienten PEP/LVET (5–98%); LVET war bei den meisten Patienten verkürzt, bei wenigen verlängert. Es fiel auf, daß Patienten mit Oesophaguskarzinomen die schlechtesten Ausgangswerte bei den systolischen Zeitintervallen zeigten. Ihre präoperativen EKG Befunde zeigten jedoch keine pathologische Abweichung. Nach Thiopental zeigten diese Patienten besonders starke Verlängerungen von PEP und dem Quotienten, LVET war verkürzt. Digitalis führte bei einem Patienten mit sehr schlechten Ausgangswerten zu einer Normalisierung der STI. Dies war der Anlaß zu den nächsten beiden Untersuchungen.

2. Die Wirkung von einer Digitalisdosis auf die STI *(3)*

In dieser Untersuchung wurden 48 Alterspatienten, die nicht digitalisiert waren (mittleres Alter 65 a) unmittelbar vor und nach einer Digitalisdosis untersucht. Es wurden 0,4 und 0,6 mg β-Methyldigoxin i.v. verabreicht, 3 und 10 Min. später konnte eine positive inotrope Wirkung nachgewiesen werden, die nach 10 Min. hochsignifikant war. Es kam zu einer Verkürzung von PEP und zu einer Verminderung des Quotienten. Die Wirkung war umso eindrucksvoller, je schlechter die Ausgangssituation der Myokardfunktion und je höher die Basis war.
Bei der peroralen Gabe von 0,8 mg β-Methyldigoxin konnte bereits nach 15 Minuten eine signifikante Besserung der STI festgestellt werden. Bei einem Vergleich der 3 Dosen zeigte sich, daß 0,6 mg β-Methyldigoxin signifikant stärker wirksam waren als 0,4 mg i. v. und 0.8 mg p.o. Dies konnte darauf hindeuten, daß etwa 0,5 mg der peroralen 0,8 mg Dosis nach 15 Minuten wirksam waren. Auch bei dieser Serie zeigten Patienten mit fortgeschrittenen Oesophaguskarzinomen die schlechtesten Ausgangswerte (Abb. 2).

3. Die Wirkung von Digitalis und Thiopental auf die STI *(4)*

Schließlich wurden 10 Patienten mit Oesophaguskarzinomen vor und nach einer 50–75% Digitalisierung mit einer Schlafdosis Thiopental belastet (3–5 mg).
Folgende Aussagen konnten aus dieser Untersuchung gemacht werden:

a) Bei 8 von 10 Patienten führte die Digitalisierung zu einer signifikanten Verbesserung der STI, vor allem PEP und der Quotient LVET wurden verkürzt.
b) Bei 2 Patienten, die einen Linksschenkelblock V hatten, führte die Digitalisierung zu einer Verschlechterung der STI, wahrscheinlich bedingt durch eine LV Überleitungsverlängerung.
c) Wie schon in der ersten Untersuchung *(2)*, führte Thiopental zu einer signifikanten Verlängerung von PEP und dem Quotienten.
d) Diese Verschlechterung der systolischen Zeitintervalle PEP und des Quotienten war nach einer 50–75% Digitalisierung signifikant geringer (Abb. 3).

Die Kurvenauswertung der STI erfolgte bisher mit der Hand und ist außerordentlich zeitraubend. Um die Wirkung von therapeutischen Eingriffen, wie z. B. eine Kalzium- oder Digitalisgabe, auf die STI sofort erfassen zu können, muß die langwierige Kurvenauswertung von einem Computer übernommen werden.

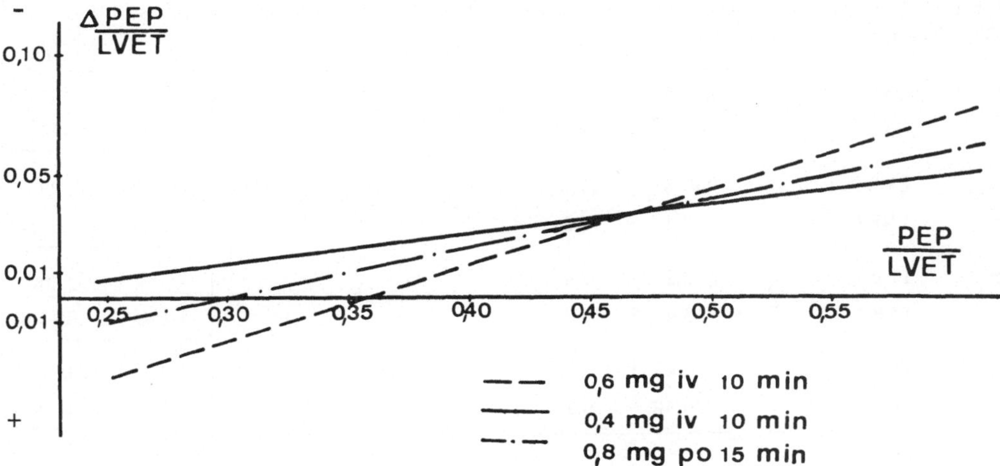

Abb. 2. Änderungen der STI nach Digitalis (0,4–0,8 mg β-Methyldigoxin)

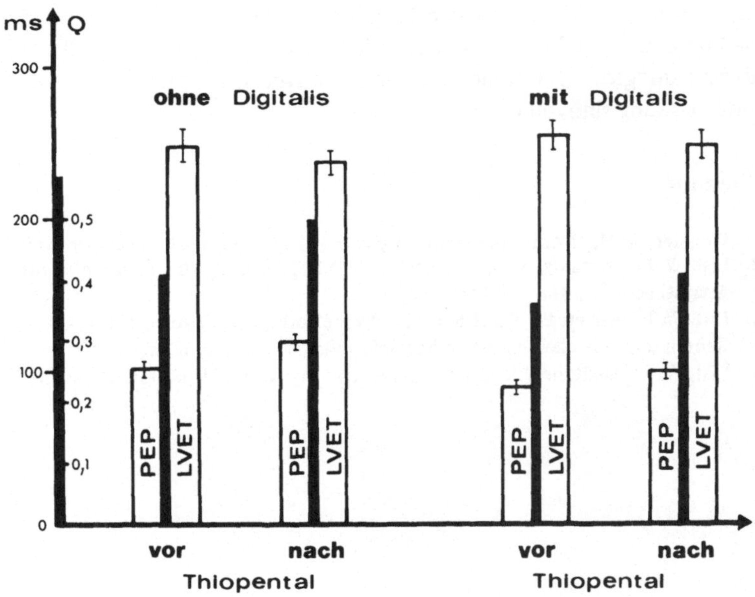

Abb. 3. Veränderungen der STI nach Thiopental mit und ohne Digitalisierung. Siehe Text

Tabelle 1. Korrelationsergebnisse beim Vergleich zwischen manueller und elektronischer Auswertung der STI (30 Patienten, 92 Auswertungen)

m	QS_2	363,3 ∓ 37,7	r = 0,9896	300 → 301,4
e	QS_2	363,2 ∓ 37,2		400 → 399
m	LVET	249,8 ∓ 37,2	r = 0,9880	200 → 199,2
e	LVET	247,4 ∓ 36,5		300 → 296,15
m	PEP	113,2 ∓ 17,4	r = 0,9267	80 → 86,0
e	PEP	115,4 ∓ 16,5		150 → 147,8
m	Q	0,47 ∓ 0,12	r = 0,9567	0,3 → 0,33
e	Q	0,48 ∓ 0,11		0,6 → 0,59

Wir haben nun einen Computer gebaut, der die Dauer der elektromechanischen Systole, die Frequenz und die LVET über 10 Schläge mittelt und mit Hilfe eines Mikroprozessors auch PEP und den Quotienten PEP/LVET errechnet und digital anzeigt. Vergleiche der Computerauswertung mit der Handauswertung haben eine ausgezeichnete Korrelation gezeigt (Tabelle 1). Dadurch kann die Messung der systolischen Zeitintervalle als Maß für die Hermuskelfunktion als Screeningtest im Rahmen der präoperativen Untersuchungen, aber auch in der Gesundenuntersuchung sinnvoll eingesetzt werden.

Literatur

1. Weissler, A. M.: Noninvasive cardiology, S. 301 H. New York: Grune & Stratton, 1974
2. List, W. F., Hiotakis, K., Gravenstein, J. S.: Die Wirkung von Thiopental auf die Myocardfunktion. Anaesthesist *21*, 388–390 (1972)
3. List, W. F., Rigler, B., Kraft-Kinz, J.: Verbesserung der Myocardfunktion von chirurgischen Alterspatienten durch Einzeldosen von Beta-Methyldigoxin. Med. Klin. *68*, 1082–1086 (1973)
4. List, W. F.: Digitalis-thiopentone effects on myocardial function. Anaesthesia *30*, 624–629 (1975)

Beeinflussung der Herzfrequenz durch Atropin-Neostigmin

J. Neumark u. M. Kolacny

Einleitung

Zwei Gründe waren es, die die Autoren veranlaßt haben, den Einfluß von Atropin-Neostigmin auf die Herzfrequenz genauer zu beobachten: Obwohl seit mehr als zwei Jahrzehnten von jedem Anästhesisten routinemäßig zum Decurarisieren von nicht depolarisierenden Muskelrelaxantien angewandt, muß ein Leser verschiedener Lehrbücher (deutsch oder englischsprachig) über Empfehlungen zu der Reihenfolge der Anwendung beider Substanzen verwirrt werden. In vier deutschsprachigen Anästhesie-Lehrbüchern der letzten 11 Jahre *(3, 7, 9, 16)* wird dringend empfohlen, das Neostigmin erst nach Eintritt des Tachykardieeffekts von Atropin zu injizieren. Die gemeinsame Injektion der beiden Präparate in einer Mischspritze wird als kontraindiziert, teilweise als gefährlich beschrieben. Dagegen beurteilen englischsprachige Lehrbücher, die ungefähr zur gleichen Zeit herausgegeben worden sind, die gleichzeitige Verabreichung beider Substanzen als ungefährlich, ja empfehlenswert *(6, 12, 17)*.
Der zweite Grund war die Ansicht des die Patienten postoperativ besuchenden Internisten, daß diese ein bis zwei Stunden nach der Operation obzwar wach, gestreßt und Schmerzen äußernd, verhältnismäßig bradykard seien, obwohl er in diesem Zustand eher eine Zunahme der Herzfrequenz erwarte.

Methodik

Dreißig Frauen im Alter von 34 bis 76 Jahren, die sich einer gynäkologischen Operation unterzogen, wurden nach Einleitung mit Thiopental und Succinylcholin intubiert und die Narkose mit Dehydrobenzperidol, Fentanyl und Alloferin erhalten. Am Ende der Operation wurde ihnen ein Gemisch von 1,0 mg Atropin gemeinsam mit 2,5 mg Neostigmin intravenös injiziert. Die Herzfrequenz wurde an der Analoganzeige des Sirecust BS 2 (Siemens) kontinuierlich beobachtet und registriert. Der Beobachtungszeitraum erstreckte sich bis zu zweieinhalb Stunden nach der Injektion des obigen Gemisches.

Ergebnisse

In Abb. 1 kann der Verlauf der Zu- und Abnahme der Herzfrequenz ersehen werden. Als Ausgangswert wurde die Herzfrequenz knapp vor der Injektion angenommen, sie ist als Nullwert eingezeichnet. Die Mittelwerte der prozentuellen Zu- bzw. Abnahme der Herzfrequenz vom Nullwert erlauben es, individuelle Unterschiede in der Herzfrequenz der Patientinnen auszuschließen. Präoperative und intraoperative Pulsmessungen gegen Ende der Operation zeigten eine mittlere Schwankung gegenüber dem Nullwert von 2 bis 4%. Als präoperative Werte wurden Messungen vom Operationstag und vom Tag davor angenommen.
Eine Minute nach Injektion des Medikamentengemisches kam es mit einer Signifikanz von $p < 0,01$ zum Maximum der Herzfrequenzsteigerung. Alle Patientinnen wiesen eine Herzfrequenzzunahme, keine eine Herzfrequenzabnahme auf. Somit muß angenommen werden, daß bisher nur das Atropin seine Wirkung zeigte. Erst nach weiteren 1 ½ Minuten kommt es zu

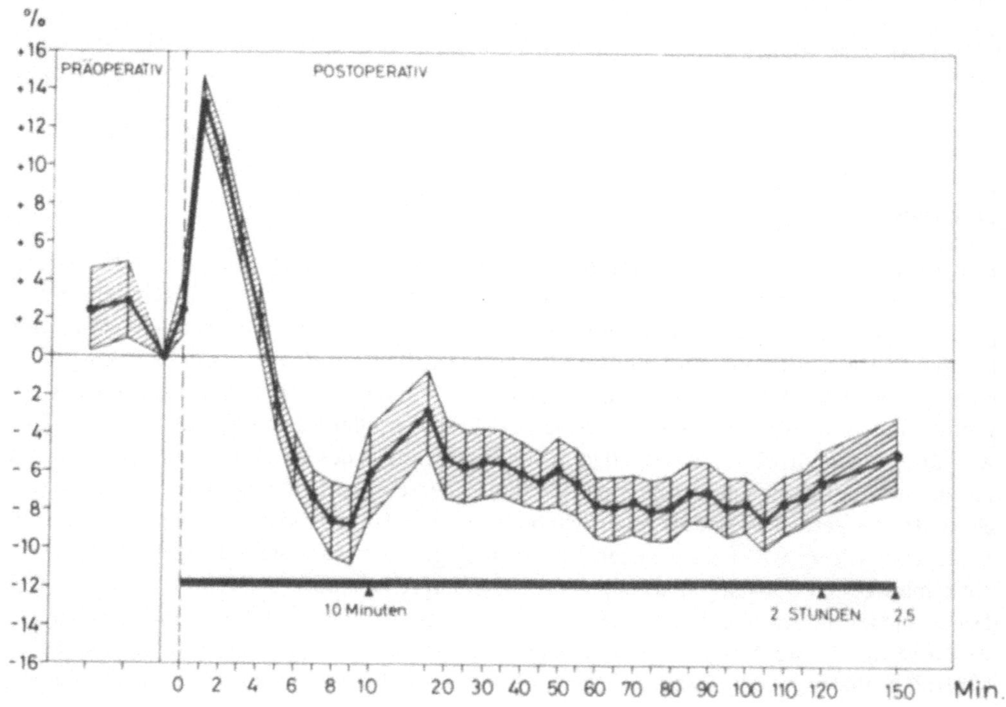

Abb. 1. Verhalten der Herzfrequenz (in % zum Ausgangswert) nach 2,5 mg Neostigmin und 1,0 mg Atropin i.v.

einer signifikanten Frequenzumkehr und erst vier Minuten nach der Injektion hat das Neostigmin das schon vor ihm wirksame Atropin soweit antagonisiert, daß der Ausgangswert wieder erreicht wird. Nach sechs Minuten hat die Neostigmin-Wirkung die des Atropins soweit übertroffen, daß die Abnahme der Herzfrequenz gegenüber dem Ausgangs- und den präoperativen Werten als hochsignifikant bezeichnet werden kann. Die Schwankungen der Herzfrequenz im weiteren Verlauf zeigen keinerlei signifikante Beziehung zueinander, so daß sie gerafft dargestellt wurden. Obwohl man nach mehr als zwei Stunden eine Abnahme der Wirkung beider Substanzen annehmen muß, scheint das Neostigmin weiterhin stärker wirksam zu bleiben als das Atropin, da in der gesamten Untersuchungsperiode die Werte nicht mehr zum Ausgangspunkt zurückkehren.

Diskussion

Wir konnten in der gängigen deutschsprachigen Anästhesieliteratur der letzten 10 Jahre keine diesbezügliche Untersuchung finden, während im selben Zeitraum englische Zeitschriften fünf Arbeiten veröffentlichten, die sich mit dem Einfluß von Atropin-Neostigmin auf die Herzfrequenz beschäftigten *(2, 8, 11, 14, 15)*. Vier dieser Studien kamen zum Ergebnis, daß die gleichzeitige Injektion den geringsten Einfluß auf Frequenzalterationen habe, während die fünfte die Meinung vertritt, daß, wenn Neostigmin sogar kurz vor dem Atropin injiziert wird, das Herz am wenigsten belastet und seine Sauerstoffutilisation am günstigsten sei *(11)*. In zwei dieser Studien wurden sogar überwiegend Patienten mit vorgeschädigtem Herzen oder mit schweren kongenitalen Vitien untersucht *(2, 15)*.

An Hand dieser Studien und unserer eigenen Ergebnisse ist die Empfehlung, Atropin zuerst zu injizieren, sowie die Angst vor der Mischspritze, obsolet. Diese Angst wurde durch Arbeiten der frühen Nachkriegszeit geweckt, in denen gezeigt wurde, daß Atropin kurzzeitig vor der Herzfrequenzsteigerung eine Bradykardie verursacht und man eine Potenzierung der bradykardisierenden Wirkung des Neostigmins befürchtete *(1)*. Dieser Bradykardieeffekt des Atropins wird aber nur bei subkutanen und intramuskulären Injektionen wegen seiner allmählichen Resorption und nur bei geringen Dosen von etwa 0,3 mg im Falle von intravenösen Gaben erkennbar *(4, 5, 13)*. Doch selbst im Falle einer kurzen Bradykardie durch Atropin kann diese nicht mit der Wirkung des Neostigmins bei gleichzeitiger Gabe kumulieren. Unsere Studie bekräftigt nämlich frühere Untersuchungen *(10)*, die darauf hinwiesen, daß eine intravenöse Atropingabe nach spätestens 45 Sekunden seine volle Tachykardiewirkung erreicht, während die Wirkung des Neostigmins nicht vor hundert Sekunden eintritt. Eine längere Tachykardie kann wegen des dadurch erhöhten Sauerstoffbedarfs des Herzens, bedingt durch Vorspritzen des Atropins, in manchen Fällen unerwünscht sein *(11)*. Die kurz nach der Injektion in Abb. 1 ersichtliche Schwankung (etwa 2 Minuten erhöhte Herzfrequenz und danach Absinken unter den Ausgangswert) ist zwar hochsignifikant, aber prozentuell in ihrem Ausmaß gering und im Rahmen des Physiologischen, die dann anhaltende relativ geringe Herzfrequenzreduktion gegenüber dem Ausgangswert eher vorteilhaft für die Sauerstoffausnützung des Herzens. Da jedoch zwei unserer Patienten in dieser Periode eine Pulsfrequenz unter 60/min aufwiesen, wäre es der Sicherheit wegen empfehlenswert, acht bis 10 Minuten nach der Injektion den Puls nochmals zu kontrollieren und, wenn nötig, Atropin nachzuspritzen.

Zusammenfassung

Bei 30 Patientinnen wurden nach einer gemeinsamen Injektion von 1,0 mg Atropin und 2,5 mg Neostigmin i. v. die Veränderungen der Herzfrequenz durch zweieinhalb Stunden verfolgt. An Hand der dabei gewonnenen Ergebnisse und der Literatur konnte gezeigt werden, daß im Gegensatz zu früheren Vorstellungen die gemeinsame Injektion nicht nur ungefährlich, sondern eher für das Herz vorteilhaft sein kann. Eine Pulskontrolle etwa 10 Minuten nach der Injektion ist ratsam, um selten auftretende Pulsfrequenzen unter 60/min nach dem relativ späten vollen Wirkungseintritt des Neostigmins nicht zu übersehen.

Literatur

1. Bain, W.A., Broadbent, J.L.: Death following neostigmine. Brit. med. J. *1949 I*, 1137
2. Baraka, A.: Safe reversal atropine-neostigmine-mixture. An electrocardiographic study. Brit. J. Anaesth. *40*, 30 (1968)
3. Barth, L, Meyer, M.: Moderne Narkose. Stuttgart: Fischer 1965
4. Chamberlain, D.A., Turner, P., Snedon, J.M.: Effects of atropine on heart-rate in healthy men. Lancet *1967 II*, 12
5. Cullumbine, H., McKee, W.H.E., Creasey, N.H.: The effects of atropine-sulphate upon healthy male subjects. Quart. Journ. of Exp. Physiol. *40*, 309 (1955)
6. Dripps, R.D., Eckenhoff, S.E., Vandam, L.D.: Introduction to anaesthesia. Philadelphia: Saunders 1970
7. Eichler, J.: Kompendium der Anaesthesiologie. Stuttgart: Fischer 1974
8. Hannington-Riff, J.G.: Timing of atropine and neostigmine in the reversal of muscle-relaxants. Brit. Med. J. *1969 I*, 418
9. Herden, N., Lawin, P.: Anaesthesiefibel. Stuttgart: Thieme 1973
10. Kemp, S.W., Morton, H.J.V.: The effect of atropine and neostigmine on the pulse rates of anaesthetised patients. Anaesthesia *17*, 170 (1962)

11. Kjellberg, M., Tammisto, T.: Heart-rate changes after atropine and neostigmine given for the reversion of muscle-paralysis. Acta Anaesth. Scand. *14*, 203 (1970)
12. Lee, J.A., Atkinson, R.S.: A synopsis of anaesthesia. Bristol: Wright & Sons, 1973
13. Morton, H.J.V., Thomas, R.T.: Effect of atropine on the heart rate. Lancet *1958 II*, 1313
14. Rosner, V., Kepes, E.R., Foldes, F.F.: The effect of atropine and neostigmine on heart-rate and rhythm. Recommendation for their use to reverse residual neuromuscular block. Brit. J. Anaesth. *43*, 1066 (1971)
15. Salem, M.R., Ylagan, L., Angel, J.J., Vedam, V.S., Collins, V.J.: Reversal of curarisation with atropine-neostigmine-mixture in patients with congenital cardiac disease. Brit. J. Anaesth. *42*, 991 (1970)
16. Stöcker, L.: Narkose. Stuttgart: Thieme, 1976
17. Wylie, W.D., Churchill-Davidson, H.C.: A practice of anaesthesia. London: Lloyd-Luke, 1972

Die Notwendigkeit der intraoperativen Temperaturmessung bei Kinderanästhesien*

E. Bosina u. G. Hagmüller

Der kindliche Organismus verhält sich bezüglich Körpertemperatur und deren Regulation anders als der des Erwachsenen *(5, 6)*. Dies ist hauptsächlich durch das unterschiedliche Verhältnis von Körperoberfläche zu Körpergewicht und der geringeren Masse an Fettgewebe bedingt. Da die Temperaturregulation durch Narkotika einer zentralen Dämpfung unterliegt, außerdem die Wärmeproduktion durch Nachlassen des Muskeltonus durch Narkosemittel und Relaxantien eingeschränkt wird, kann es besonders bei längerdauernden Narkosen zu Änderungen der Körpertemperatur kommen, die in gefährliche Bereiche gehen können *(13, 17, 18)*.

Seit 1970 messen wir deshalb neben der intraoperativen Überwachung von Atmung und Kreislauf auch kontinuierlich die Körpertemperatur. Diese Kontrolle ermöglicht es, Änderungen der Temperatur frühzeitig zu erkennen, um alle Gefahren, die daraus resultieren, rechtzeitig abwenden zu können.

Methodik

Bei keinem der gemessenen Kinder, die überwiegend mit normaler Temperatur auf den Operationstisch kamen, kann der Temperaturverlauf auch nur annähernd vorausgesagt werden.
Die Messung der Körperkerntemperatur, wo die inneren Thermorezeptoren der Körperkerne lokalisiert sind (d. h. im Hypothalamus), ist praktisch nicht möglich.

Wir wählen deshalb:

1. *Die rektale Temperaturmessung*

   Dabei ist zu beachten, daß die Sonde bis auf eine Höhe von 5–10 cm vorgeschoben und dort fixiert wird. Durch zu tiefe Fixation können sonst durch Anastomosenblut zwischen Hautkapillaren und Rektalschleimhaut falsche, d. h. zu niedrige Werte abgelesen werden. Dazu besteht auch ein Temperaturgefälle vom Körperkern zur Körperoberfläche *(4, 20)*.

2. *Die Messung der Oesophagustemperatur*

   Ist die rektale Temperaturkontrolle aus operationstechnischen Gründen, wie zum Beispiel bei der Analatresie, nicht möglich, wird die ösophageale Kontrolle gewählt. Auch hier muß die Sonde bis in den mittleren Ösophagus vorgeschoben werden, um nicht von eingeatmeter Luft oder Narkosegasen beeinflußt zu werden.

Tabelle 1 zeigt unsere Meßergebnisse: Bei 224 intraoperativen Temperaturkontrollen fanden wir in 51,3 % einen Temperaturverlauf im Normbereich. In 28,1 % sank die Temperatur unter 36 Grad C, manchmal zu bedrohlichen Werten von 32–33 Grad C. 5,8 % stiegen über 38 Grad an. 14,8 % mußten mit erhöhter Temperatur über 38 Grad operiert werden *(1)*.

---

* Mit Unterstützung des Jubiläumsfonds der Österreichischen Nationalbank

Tabelle 1. Intraoperatives Verhalten der Körpertemperatur (n = 224)

		Patientenzahl		
A	Temperatur gleichbleibend 36,0–37,5°C	115	=	51,3%
B	Temperaturabfall unter 36,0° C	63	=	28,1 %
C	Temperatur bei Op. beginn über 38,0° C	33	=	14,8 %
D	Temperaturanstieg über 38,0° C	13	=	5,8 %
		224	=	100,0 %

Tabelle 2. Ergebnisse der intraoperativen Körpertemperaturmessung, nach Krankheitsgruppen aufgeschlüsselt (siehe Text)

	A Temp. gleich	B T.abfall	C über 38,0°C	D T.anstieg	
Lap I					
unter 1a	10	26	0	1	37
über 1a	–	–	–	–	
Lap II					
unter 1a	39	11	4	2	127
über 1a	26	9	28	8	
Thorakotomie					
unter 1a	6	7	0	0	23
über 1a	9	0	0	1	
Div. andere OP					
unter 1a	13	7	0	0	37
über 1a	12	3	1	1	
Gesamt	115	63	33	13	224

In Tabelle 2 werden diese Ergebnisse nach Gruppen näher aufgeschlüsselt: Gruppe Lap I umfaßt Neugeborene, die wegen angeborener Mißbildungen laparotomiert werden mußten. Die Gruppe Lap II beinhaltet Laparotomien aus verschiedener Indikation in allen anderen Altersgruppen.
Hier ist signifikant, daß Temperaturabfälle unter 36 Grad C vor allem Säuglinge betreffen, wenn eine große Körperhöhle, vorwiegend das Abdomen, eröffnet wird. Der Temperaturabfall beginnt schon bei der Narkoseeinleitung und den vorbereitenden Maßnahmen zur Operation und sinkt dann oft sprunghaft bei Eröffnung des Abdomens zu beunruhigend tiefen Werten. Erst bei Verschluß des Abdomens steigt die Temperatur wieder allmählich an. Besonders krasse Beispiele sind Fälle von Omphalocelen und Gastroschisis, die, bedingt durch Ver-

größerung der wärmeabgebenden Oberfläche, meist schon präoperativ Hypothermien aufweisen. Erst bei Verschluß mit Silasticnetz steigt die Temperatur *(15, 21)*.
Bei Anlegung von Colostomien und Pyloromyotomien im Säuglingsalter ist zumeist keine Hypothermie zu beobachten, obwohl die Kinder öfter in sehr schlechtem Allgemeinzustand sind. Es handelt sich hier um kurzzeitige, sogenannte kleine Laparotomien.
Bei Thorakotomien ist der intraoperative Temperaturabfall nicht so häufig zu beobachten, obwohl es sich hier auch um Eröffnung einer großen Leibeshöhle handelt. Die wärmeabgebende Oberfläche ist nämlich hier nicht so groß wie bei Laparotomien mit freiliegendem Darm. Bei Fällen von Hypothermie in dieser Gruppe handelt es sich vor allem um Neugeborene mit Ösophagusatresie *(11)*.
Bei diversen anderen Operationen wie Operationen am Kopf, Hals, Lippenkiefergaumenspalten, Operationen am Stamm, Extremitäten und Herniotomien sahen wir Temperaturabfälle meist nur dann, wenn größere Körperpartien über längere Zeit unabgedeckt am Operationstisch freilagen.
Es gibt aber auch eine große Gruppe von Kindern, die meist, bedingt durch ihre Grundkrankheit, mit über 38 Grad C operiert werden müssen (z. B. Darmperforationen, Peritonitiden, Ileus), wo bei Übersehen dieser Tatsache bedrohliche Hyperpyrexien auftreten können. Es zeigt sich, daß es sich hier um vorwiegend größere Kinder über 1 Jahr handelt.
Auch jene untersuchte Gruppe, die mit normaler Temperatur auf den Operationstisch kam und erst intraoperativ Anstiege verzeichnete, beinhaltet eher größere Kinder *(3, 16)*.

Diskussion

Unser Ziel muß es sein, die schädigenden Einflüsse, die zu Hypo- bzw. Hyperpyrexien führen, rechtzeitig ausschalten zu können. Dazu gehören sowohl vorbereitende Maßnahmen als auch kontinuierliche intraoperative Messungen. Bewährt hat sich dies besonders nach unserer Erfahrung 1. bei Kindern unter 1 Jahr, die häufiger zu Hypothermien neigen, und 2. bei Kindern, die mit erhöhter Temperatur operiert werden.

ad 1: Um die Folgen der Hypothermie, wie Atemdepression, kardiovaskuläre Störungen und schwere metabolische Azidosen auszuschalten, ist zu fordern, daß Neugeborene und Säuglinge nicht schon unterkühlt in den Operationssaal kommen. Falls Neugeborene aus anderen Spitälern zutransferiert werden, ist für einen optimalen Transport in Couveusen zu sorgen. Größere Säuglinge sollten in Thermohüllen gepackt sein. Ist eine Operation, außer bei vitaler Indikation, nicht sofort notwendig, werden die Neugeborenen und Säuglinge, wenn sie in einem schlechten Allgemeinzustand sind, zuerst in Inkubatoren aufgewärmt.
In einem Operationssaal, in dem Kleinstkinder operiert werden, sollte mindestens eine Temperatur von 23–24 Grad C herrschen. Dies liegt zwar unter der thermischen Neutralzone von 32–34 Grad C des unbekleideten normalen Neugeborenen, bei der eine rektale Temperatur von 36,4–37 Grad C gehalten werden kann, höhere Operationssaaltemperaturen sind aber für das Operationspersonal eine unzumutbare Belastung. Wir selber hatten früher bei Operationen von Neugeborenen Temperaturen von 27–28 Grad C. Der Wärmeverlust durch die niedrigere Umgebungstemperatur kann durch folgende weitere Maßnahmen vermindert werden:

a) Verwendung von heizbaren Operationstischen oder Wärmematten, wobei sich bei uns besonders eine mit warmem Wasser aufgeheizte Wärmematte, die sich zwischen 30 und 40 Grad C stufenlos einstellen läßt, bewährt hat. Bei elektrischen Heizmatten mit niedrigster Einstellung auf 45 Grad C sahen wir bei Säuglingen mit schlechten Kreislaufverhältnissen bis zu 3.-gradige Verbrennungen.

b) Thermohüllen sollen alle freiliegenden Körperteile außerhalb des Operationsgebietes bedecken. Für die Beine haben wir die Folie in Stiefelform zurechtgeschweißt. Das Operationsgebiet selbst sollte mit Oprafol abgedeckt werden.
c) Es sollen keine kalten Lösungen oder kaltes Blut infundiert werden. Infusionslösungen und Abdecktücher werden bei uns im Wärmeschrank vorgewärmt. Bei kaltem Blut wird der Transfusionsschlauch durch den Zuleitungsdoppelschlauch der Wärmematte eingelegt *(19)*.
d) Auch das Narkosemittel nimmt Einfluß auf den Temperaturabfall. Unter Halothannarkosen war der Abfall häufiger und tiefer als unter Ketalarnarkosen *(9, 14)*.

ad 2: Es ist öfters notwendig, Kinder mit durch die Grundkrankheit bedingt erhöhter Temperatur operieren zu müssen. Wird dies und ein weiterer intraoperativer Temperaturanstieg übersehen, können schwere Hyperthermien postoperative künstliche Unterkühlung notwendig machen *(12)*. In diesen Fällen muß schon präoperativ und dann auch intraoperativ für eine ausreichende Flüssigkeitszufuhr von nicht erwärmten Lösungen gesorgt werden. Atropin sollte in der Prämedikation so niedrig wie möglich oder gar nicht gegeben werden.
Die Raumtemperatur muß niedrig sein, Heizmatten, Thermohüllen und Plastikfolien sollen nicht verwendet, Kühlmatten eventuell aufgelegt werden *(7, 8, 10)*.
Auf die maligne Hyperthermie sind wir bewußt nicht eingegangen, da wir keinen solchen Fall beobachten konnten *(2)*.
Auf Grund unserer Untersuchungsergebnisse kann daher neben der Überwachung von Atmung und Kreislauf die permanente intraoperative Temperaturverlaufskontrolle als durchaus berechtigt angesehen werden.

Literatur

1. Bigler, J.A., McQuiston, W.O.: Body temperatures during anaesthesia in infants and children. J. Amer. Med. Ass. *146*, 551–556 (1951)
2. Bloom, D.A., Fonkalsrud, E.W., Reynolds, R.C.: Malignant hyperpyrexia during anaesthesia in childhood. J. Pediatr. Surg. *11*, 185–190 (1976)
3. Bräutigam, K.H., Seybold, R.: Hyperthermie durch Allgemeinanästhesie. Anästhesist *18*, 337–339 (1969)
4. Brück, K.: Temperaturmessung. In: Handbuch der Kinderheilkunde, II/1. S. 194–200. Berlin, Heidelberg, New York: Springer 1966
5. Brück, K.: Die Temperaturregelung des Neugeborenen. In: Handbuch der Kinderheilkunde, I/2. S. 23–30. Berlin, Heidelberg, New York: Springer 1971
6. Brück, K.: Besonderheiten und Störungen der Temperaturregelung. In: Handbuch der Kinderheilkunde, I/2. S. 353–362, Berlin, Heidelberg, New York: Springer 1971
7. Ehehalt, V.: Fallbericht einer frühzeitig erkannten „malignen Hyperthermie". Anästhesist *22*, 377–378 (1973)
8. Eichler, R.J., Hutzschenreuter, P., Rosenbladt, I.: Das Verhalten biologischer Konstanten bei experimenteller Überwärmung. Anästhesist *18*, 210–215 (1969)
9. Engelmann, D.R., Lockhard, C.H.: Comparisons between temperature effects of ketamine and halothane anaesthesia in children. Anesth. Analg. *51*, 98–101 (1972)
10. Horber, R., Gauthier-Lafaye, P.: Wert der kontinuierlichen Überwachung der Hauttemperatur während und nach chirurgischen Eingriffen beim Kind. Bericht über die Tagung der Deutschen Ges. f. Chir., April 1970 München. Anästhesist *19*, 312 (1970)
11. Hercus, V.: Temperature changes during thoracotomy in children, infants and and the newborn. Brit. J. Anaesth. *32*, 476 (1960)
12. Hecker, W.C.: Henschel, W.F.: Zur postoperativen Hyperthermie im Kindesalter. Langenbecks Arch. klin. Chir. *269*, 434–443 (1960)
13. Klimpel, L.: Narkose und Hyperthermie. Anästhesist *10*, 260–265 (1961)

14. Lennartz, H., Grote, W.: Untersuchung der Kreislauf- und Herzdynamik bei Kaninchen in Äthernarkose und Hypothermie. Anaesthesist *18*, 145–149 (1969)
15. Roe, C.F., Santulli, T.V., Abrams, C.S.: Heat loss in infants during general anaesthesia and operations. J. Pediatr. Surg. *1*, 266 (1966)
16. Relton, J.E.S.: Hyperpyrexia in association with general anaesthesia in children. Canad. Anaesth. Soc. J. *13*, 419 (1966)
17. Silverman, W.A., Sinclair, J.C., Scopes, J.W.: Regulation of body temperature in pediatric surgery. J. Pediatr. Surg. *1*, 321 (1966)
18. Stephen, C.R.: Body temperature regulation during anaesthesia in infants and children. J. Am. Med. Ass. *174*, 1579 (1960)
19. Schroll, H., Feurstein, V.: Erfahrungen mit der Warmbluttransfusion bei massiven Blutübertragungen. Anaesthesist *18*, 272–273 (1969)
20. Wolff, G.: Die künstliche Beatmung auf Intensivstationen, S. 6. Berlin, Heidelberg, New York: Springer 1975
21. Tsingoglou, A., Wilkinson, A.W.: Heat loss during neonatal operations. Arch. Dis. Childh. *46*, 248 (1971)

Der hyperthermiegefährdete Patient - Aktuelle diagnostische Probleme

P. Sporn, K. Steinbereithner, H. Gilly, E. Matejcek, G. Wadl, E. Wiche und A. Geyer

Die maligne Hyperthermie (MH) stellt eine seltene, aber höchst bedrohliche Komplikation der Allgemeinanaesthesie dar. Die Häufigkeit ihres Auftretens wird im Schrifttum zwischen 1 : 15.000 und 1 : 75.000 angegeben *(9, 18)*. In unserem näheren Einzugsgebiet wurden allein im letzten Jahr drei MH-Krisen registriert; dies zwang auch uns zu einer Auseinandersetzung mit dieser Problematik.

Das Syndrom wird durch depolarisierende Muskelrelaxantien und durch volatile Anaesthetika wie Halothan, Äther, Chloroform usw. ausgelöst; prinzipiell müssen sämtliche halogenierten Kohlenwasserstoffe als potentielle Triggersubstanzen angesehen werden *(6, 12, 15 u. a.)*. Unter Einwirkung dieser Pharmaka entwickelt sich in etwa 80 % der Fälle eine ausgeprägte Rigidität der gesamten Skelettmuskulatur *(16)*, es kommt zu einer foudroyanten Temperatursteigerung bis 45°C, zu Tachykardien und Rhythmusstörungen sowie zu Hyperventilation bei ausgeprägter Zyanose. Blutchemisch imponiert vor allem eine massive kombiniert metabolisch/respiratorische Azidose sowie die begleitende Hyperkaliämie (Tabelle 1). 60–90 % der Fälle – man muß hier große Dunkelziffern in Betracht ziehen – gehen infolge Herzversagens letal aus. Die Sterblichkeit korreliert sehr eng mit Anaesthesiedauer und maximalem

Tabelle 1. Zur Symptomatik der malignen Hyperthermiekrise

Klinik
Temperaturanstieg bis 45°C
Rigidität der Skelettmuskulatur
Zyanose, Tachypnoe
Tachykardie, Rhythmusstörungen
Labor
Massive Azidose (respiratorisch/metabolisch)
Hyperkaliämie
Hyperglykämie
Hyperphosphatämie
Hypermagnesiämie
Hypokalzämie
Anstieg von Serumnatrium und -Osmolalität
Anstieg von CK, GOT, LDH, ALD im Serum
ev. Hämolyse, Myoglobinurie
ev. DIC

Temperaturanstieg; MH-Krisen, bei denen die Narkose binnen 15 Minuten abgebrochen wird und bei denen ein Anfiebern über 39°C verhindert werden kann, werden praktisch immer überlebt *(16, 31)*. Dies vermag die eminente Bedeutung der Früherkennung eindrucksvoll zu unterstreichen.

Zur *Pathophysiologie:* Es dürfte sich in erster Linie um einen Defekt der Membranen des sarkoplasmatischen Retikulum handeln, die unter dem Einfluß von Triggersubstanzen nicht ausreichend Kalzium binden können *(2, 18, 22, 23 u.a.m.).*
Aufgrund wiederholt beobachteter de- und regenerativer Veränderungen von intramuskulären Nervenfasern steht auch eine neurogene Ätiologie zur Diskussion *(13, 28, 35).*
Denborough et al. *(7)* wiesen bereits 1962 auf einen autosomal dominanten Erbgang bei der MH hin. 1970 deckten die genannten Autoren *(8)* sowie Isaacs und Barlow *(15)* den Zusammenhang zwischen MH und subklinischer Myopathie, die sich in erhöhten Creatinkinase (CK)-Werten manifestiert, auf. Damit schien sich die *CK-Bestimmung* im Serum als MH-Screeningmethode der Wahl – zumindest für Patienten mit entsprechender Familienanamnese – anzubieten.
Kelstrup et al. *(19)* erbrachten allerdings bei einer Untersuchung von 139 Familienmitgliedern eines MH-Patienten den Nachweis, daß 19 Personen mit deutlich erhöhten CK-Aktivitäten insgesamt 34 Allgemeinanaesthesien ohne jegliche Komplikationen überstanden hatten. Die genannten Autoren stellten damit die CK-Aktivität als Parameter der MH-Gefährdung von Einzelpersonen in Frage und schränkten die Aussagekraft dieses Enzymwertes auf eine Differenzierung zwischen MH-Risikofamilien und sporadischen MH-Fällen innerhalb gesunder Familien ein.
Auch der eindrucksvolle Bericht von Britt et al. *(5)* über Untersuchungsergebnisse an 1802 Personen aus 56 MH-Familien führte letztlich zum Schluß, daß die CK-Bestimmung mangels ausreichender Spezifität als generelle MH-Screeningmethode ungeeignet ist und überdies für den Einzelfall aufgrund eines normalen CK-Wertes keinesfalls eine MH-Empfindlichkeit ausgeschlossen werden kann.
Eine Diagnosehilfe höherer Spezifität scheint nun in der *Bestimmung von CK-Isoenzymen* gegeben. Menschliche Gewebe enthalten bekanntlich drei Formen der CK: die beiden reinen Isoenzyme CK-MM und CK-BB und die hybride Form CK-MB, die aus einer Kombination der Monomere M und B besteht. CK-BB ist das dominierende Isoenzym des Zentralnervensystems, CK-MM jenes der Skelettmuskulatur, CK-MB wird zu etwa 50% im Herzmuskel gefunden.
– Diese Isoenzyme lassen sich mittels verschiedener Elektrophoresemethoden, durch Ionenaustauschchromatographie sowie durch Immuntitration mit präzipitierenden bzw. hemmenden Antikörpern auftrennen *(17, 25, 26, 27, 34).* Zsigmond und Starkweather *(35)* fanden mittels Agargelelektrophorese sowohl im Skelettmuskel als auch im Serum eines MH-Patienten und bei vier von fünf seiner Verwandten einen hohen BB-Anteil. Gleichlautende Befunde wurden von Anido et al. *(1)* und Henry et al. *(14)* veröffentlicht. Im Gegensatz hierzu stehen die jüngst publizierten Ergebnisse von Peter et al. *(24):* Außer einer gelegentlich beobachteten zarten MB-Bande konnte elektrophoretisch nur CK-MM nachgewiesen werden.
Abb. 1 zeigt eigene Untersuchungsergebnisse bei einer uns zur Abklärung zugewiesenen MH-Familie. Die CK-Gesamtaktivität wurde mittels Merck-Kit ermittelt, die Auftrennung der Isoenzyme erfolgte durch den Merck-Präzipitationstest[1]. Nur ein Sohn des Verstorbenen zeigte eine deutliche Erhöhung der CK-Gesamtaktivität (150 mU/ml); hier konnte ein eindeutig pathologischer MB-Anteil von 18% sowie ein BB von 2,4% registriert werden. Bei der Schwester des MH-Patienten wurden bei einem CK-Wert von 27 mU/ml 20,7% MB sowie 15,5% BB ermittelt. Der letztere Befund ist allerdings wegen der niederen Gesamtaktivität mit Vorsicht zu beurteilen und muß unter Anwendung geeigneter Konzentrierungsmaßnahmen bei einer geplanten neuerlichen Durchuntersuchung der Familie unter Einschluß von invitro-Muskeltests wiederholt werden.

---

1 Für die freundliche Überlassung der Testsera haben wir Herrn Dr. Lang, Leiter der Biochemischen Forschung der Firma Merck/Darmstadt, sehr zu danken

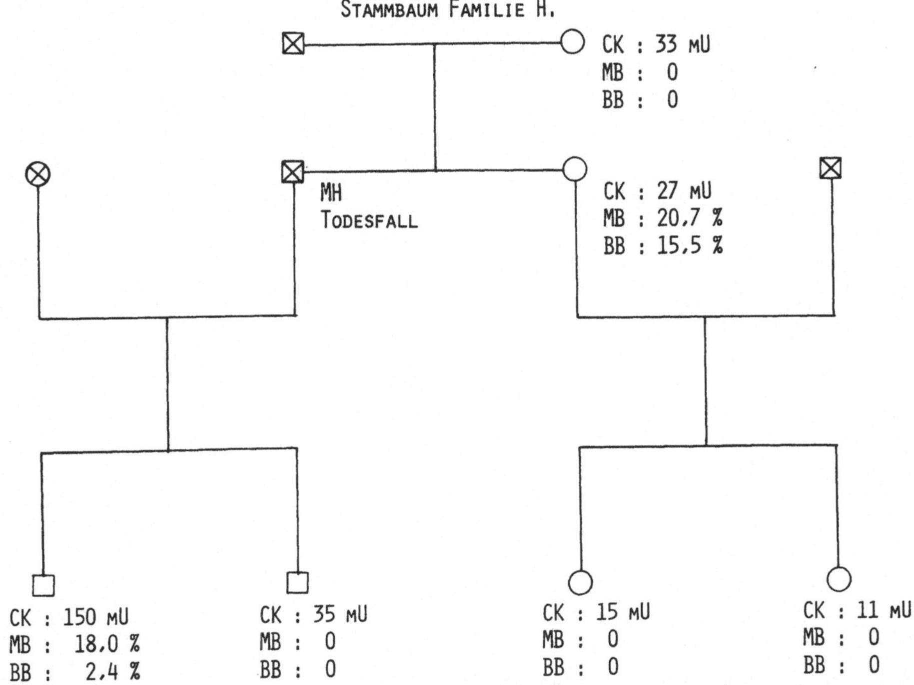

Abb. 1. Stammbaum Familie H.

Es wäre verfrüht, aufgrund der wenigen, zum Teil widersprechenden Literaturhinweise ein Urteil über die Wertigkeit der CK-Isoenzymbestimmung als MH-Screeningmethode abgeben zu wollen. In Übereinstimmung mit Peter et al. *(24)* und Britt et al. *(3–5)* müssen wir daher – speziell bei niederen CK-Gesamtaktivitäten – die Durchführung eines hochspezifischen *in-vitro-Muskeltests* fordern. Ein solcher wurde erstmals von Kalow et al. *(18)* angegeben. Diese Arbeitsgruppe konnte bei der in-vitro-Testung frischer durch Biopsie gewonnener Muskelproben demonstrieren, daß sich Skelettmuskelbündel von MH-Patienten bei signifikant niedrigeren Koffeinkonzentrationen kontrahieren als analoges Material von gesunden Vergleichspersonen und daß sich dieser Effekt durch Halothan verstärken läßt. Ellis at al. *(9)* gelang in einer modifizierten Versuchsanordnung der Nachweis einer in-vitro-Kontraktur von MH-Muskulatur auf Halothan alleine. Seither gilt die in-vitro-Muskeltestung als empfindlichste und spezifischste Untersuchungsmethode auf MH.

Weitere diagnostische Möglichkeiten scheinen sich in der Bestimmung von ATP- und Laktatgehalt der Muskulatur zu eröffnen. Harrison et al. *(12)* stellten fest, daß es in der Muskulatur von MH-Schweinen nach 30-minütiger Inkubation in Krebs-Ringerlösung unter Halothanzusatz zu einem signifikant stärkeren ATP-Abfall kommt als in Muskelproben von normalen Schweinen. Nelson et al. *(23)* konnten diese Ergebnisse tierexperimentell bestätigen und gleichzeitig einen signifikanten Laktatanstieg demonstrieren.

Abb. 2 zeigt nun die eigene Versuchsanordnung für die in-vitro-Testung. Ein etwa 3 cm langes Muskelbündel wird in einer thermostatisierten Küvette bei 37°C in gepufferter Krebs-Ringerlösung aufgespannt. Letztere wird kontinuierlich mit Carbogen (0,8 l/min) durchperlt, dem Gasstrom wird fallweise Halothan zugesetzt; andere Pharmaka werden direkt in das Mus-

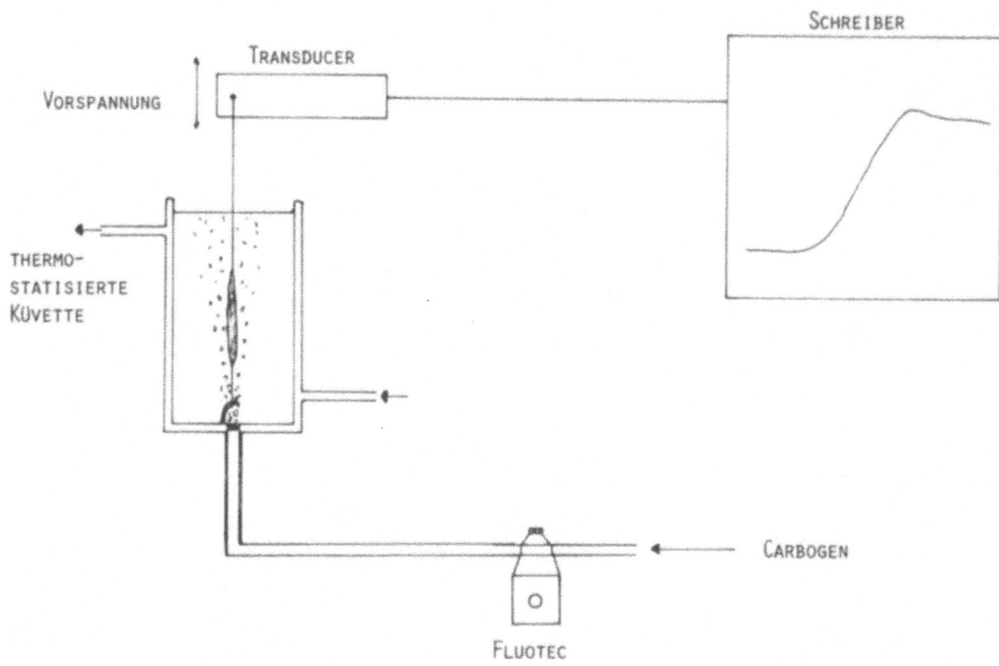

Abb. 2. Blockschema der Versuchsanordnung für die in-vitro Muskeltestung

kelbad eingebracht. Die isometrische Muskelspannung wird über einen Transducer auf einem Schreiber registriert (Abb. 3).

An dieser Stelle sei ein kurzer Abstecher in die *Veterinärmedizin* gestattet. Halothaninduzierte MH wurde auch bei verschiedenen Schweinestämmen beobachtet und zwar bei Landrace pigs in England und Südafrika, bei Pietrain Schweinen, die aus Belgien in die meisten westeuropäischen Staaten exportiert wurden, sowie bei Portland China pigs in den Vereinigten Staaten. Halothan löst bei diesen Schweinen ein der menschlichen MH-Krise weitgehend identes Zustandsbild aus, was als experimentelles Versuchsmodell für die Humanmedizin von großer Bedeutung ist *(10, 11, 20, 21, 23, 30, 33)*.

Da es sich bei der halothaninduzierten MH des Schweines um eine Manifestation des sog. „Porcine Stress-Syndroms" handelt *(30)*, was zu beträchtlichen Verlusten auf Schweinetransporten führen kann, und da das Fleisch dieser Tiere als „pale soft exudative pork" (PSEP) ausgesprochen minderwertig ist, besteht nun auch seitens der Veterinärmediziner großes Interesse, solche Schweinestämme ausfindig zu machen und aus den Zuchten auszumerzen. Im folgenden seien erste Ergebnisse einer gemeinsam mit der II. Med. Klinik der Veterinärmedizin. Univ. Wien und U. Losert von der Experimentellen Abteilung der II. Chir. Univ.-Klinik Wien begonnenen Untersuchungsserie demonstriert. Abb. 4 zeigt die Muskelkontraktionsmessung bei einem gesunden Schwein: Halothan löst keine Kontraktur aus, erst nach Koffeinzusatz kommt es zu einer isometrischen Kontraktion von maximal 2 g. Im Gegensatz dazu steht das Verhalten eines Muskelbündels von einem Zuchteber, bei dem aufgrund einer Myopathie und eines CK-Wertes von 1200 mU/ml der Verdacht auf MH geäußert wurde. Schon 1 % Halothan allein führt zu einer Spannungszunahme auf 2 g. Koffeinzusatz löst eine Kontraktur aus, die den Meßbereich (5 g) übersteigt (Abb. 5). Obwohl die Diagnose damit gesichert ist, ergab

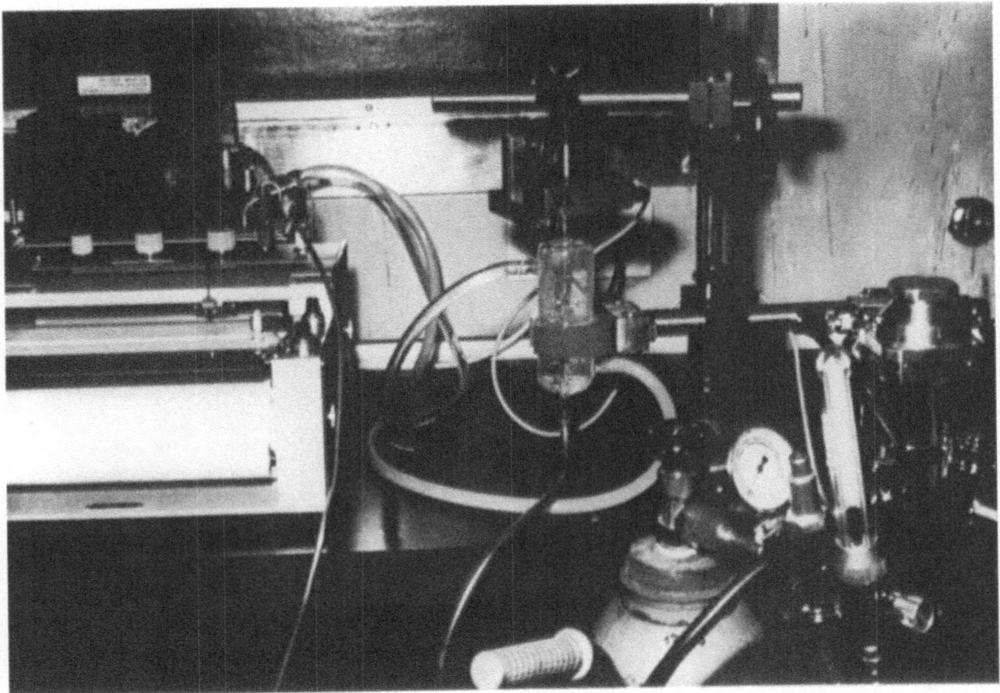

Abb. 3. Versuchsanordnung für die in-vitro-Muskeltestung

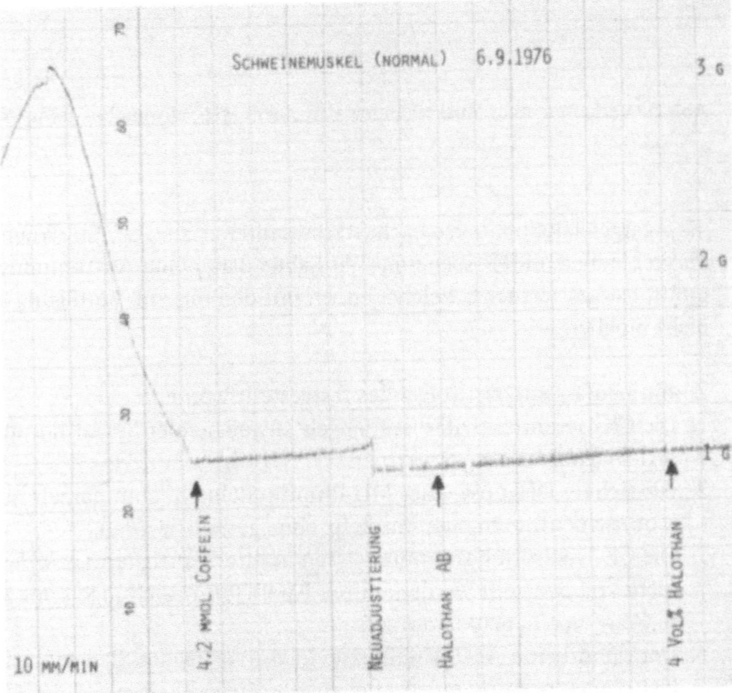

Abb. 4. Verhalten normaler Schweinemuskulatur bei der in-vitro-Testung

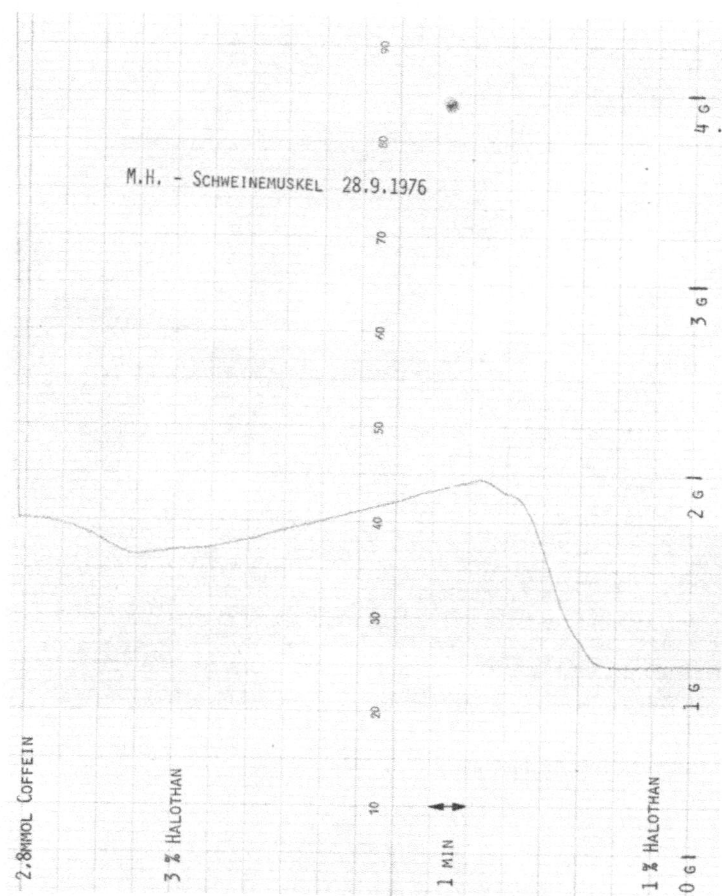

Abb. 5. Verhalten eines Muskelbündels von einem MH-Schwein bei der in-vitro-Testung

die Agargelelektrophorese nach Starkweather et al. *(29)* und Wieme et al. *(32)* im Serum und Muskel lediglich MM-Isoenzym. Wir haben daher eine Auftrennung mittels Hemm- und Präzipitationstests versucht, welche jedoch mit den uns zur Verfügung stehenden Anti-Humansera nicht möglich war.

Zusammenfassend darf folgendes festgestellt werden:

1. Die CK-Gesamtaktivität ist mangels ausreichender Spezifität und Empfindlichkeit für die MH-Diagnose nicht verwertbar.
2. Die sichere Diagnose einer MH-Empfindlichkeit kann derzeit nur durch die in-vitro-Testung bioptisch entnommener Muskelproben gestellt werden.
3. Die CK-Isoenzymbestimmung kann in ihrer Wertigkeit als MH-Screeningmethode noch nicht voll beurteilt werden; durch Paralleluntersuchungen mit in-vitro-Muskeltests wird diese Frage noch abzuklären sein.
4. Der signifikante ATP-Abfall bzw. Laktatanstieg im Skelettmuskel des MH-Schweines nach Halothanexposition eröffnet ebenfalls Möglichkeiten für ein MH-Screening. In der Humanmedizin bedarf es jedoch diesbezüglich noch gezielter Untersuchungen.

Literatur

1. Anido, V., Conn, R.B., Mengoli, H.F., Anido, G.: Diagnostic efficacy of myocardial creatine phosphokinase using polyacrylamide disc-gel-elektrophoresis. Am. J. clin. Path. *61*, 599–605 (1974)
2. Berman, M.C., Harrison, G.G., Bull, A.B., Kench, J.E.: Changes underlying halothane-induced malignant hyperthermia in landrace pigs. Nature *225*, 653–655 (1970)
3. Britt, B.A.: Recent advances in malignant hyperthermia. Anesth. Analg. Curr. Res. *51*, 841–849 (1972)
4. Britt, B.A., Kalow, W., Gordon, A., Humprey, J.G., Rewcastle, N.B.: Malignant hyperthermia: An investigation of five patients. Canad. Anaesth. Soc. J. *20*, 431–467 (1973)
5. Britt, B.A., Endrenyi, L., Peters, P.L., Kwong, F.H.F., Kadijevic, L.: Screening of malignant hyperthermia susceptible families by creatine phosphokinase measurement and other clinical investigations. Canad. Anaesth. Soc. J. *23*, 263–284 (1976)
6. Caropreso, P.R., Gittleman, M.A., Reilly, D.J., Patterson, L.T.: Malignant hyperthermia associated with enflurane anesthesia. Arch. Surg. *110*, 1491–1493 (1975)
7. Denborough, M.A., Forster, J.F.A., Lovell, R.R.H., Mapleston, P.A., Villiers, J.D.: Anaesthetic deaths in a family. Br. J. Anaesth. *34*, 395–396 (1962)
8. Denborough, M.A., Ebeling, P., King, J.O., Zapf, P.: Myopathy and malignant hyperpyrexia. Lancet *1970 I*, 1138–1140
9. Ellis, F.R., Keaney, N.P., Harriman, D.G.F., Sumner, D. W., Key-Mensah, K., Tyrrell, J.H., Hargreaves, J.B., Parikh, R.K., Mulrooney, P.L.: Screening for malignant hyperpyrexia. Br. med. J. *1972 III*, 559–561
10. Gronert, G.A., Theye, R.A.: Halothane-induced porcine malignant hyperthermia – metabolic and hemodynamic changes. Anesthesiology *44*, 36–43 (1976)
11. Hall, G.M., Bendall, J.R., Lucke, J.N., Lister, D.: Porcine malignant hyperthermia. II. Heat production. Br. J. Anaesth. *48*, 305–308 (1976)
12. Harrison, G.G., Saunders, S.J., Biebuyck, J.F., Hickman, R., Dent, D.M., Weaver, V., Terblanche, J.: Anaesthetic-induced malignant hyperpyrexia and a method for its prediction. Br. J. Anaesth. *41*, 844–855 (1969)
13. Heffron, J.J.A., Isaacs, H.: Malignant hyperthermia syndrome – evidence for denervation changes in human skeletal muscle. Klin. Wschr. *54*, 865–867 (1976)
14. Henry, P.D., Roberts, R.R., Sobel, B.E.: Rapid separation of plasma creatine kinase isoenzymes by batch adsorption on glass beads. Clin. Chem. *21*, 844–848 (1975)
15. Isaacs, H., Barlow, M.B.: The genetic background to malignant hyperpyrexia revealed by serum creatine phosphokinase estimations in asymptomatic carriers. Br. J. Anaesth. *42*, 1077–1084 (1970)
16. Isaacs, H., Barlow, M.B.: Malignant hyperpyrexia. Further muscle studies in asymptomatic carriers identified by creatine phosphokinase screening. J. Neurol. Neurosurg. Psychiat. *36*, 228–243 (1973)
17. Jockers-Wretou, E., Pfleiderer, G.: Quantitation of creatine-kinase-isoenzymes in human tissues and sera by an immunological method. Clin. chim. Acta *58*, 223–232 (1975)
18. Kalow, W., Britt, B.A., Terreau, M.E., Haist, C.: Metabolic error of muscle metabolism after recovery from malignant hyperthermia. Lancet *1970 II*, 895–898
19. Kelstrup, J., Reske-Nielsen, E., Haase, J., Jørni, J.: Malignant hyperthermia in a family: A clinical and serological investigation of 139 members. Acta anaesth. scand. *18*, 58–64 (1964)
20. Lister, D., Hall, G.M., Lucke, J.N.: Porcine malignant hyperthermia. III. Adrenergic blockade. Br. J. Anaesth. *48*, 831–838 (1976)
21. Lucke, J.N., Hall, G.M., Lister, D.: Porcine malignant hyperthermia. I. Metabolic and physiological changes. Br. J. Anaesth. *48*, 297–304 (1976)
22. Moulds, R.F.W., Denborough, M.A.: Biochemical basis of malignant hyperpyrexia. Br. med. J. *1974 II*, 241–244
23. Nelson, T.E., Jones, E.W., Venable, J.H., Kerr, D.D.: Malignant hyperthermia of poland china swine: Studies of a myogenic etiology. Anesthesiology *36*, 52–56 (1972)
24. Peter, H-J., Zapf, J., Froesch, E.R., Eppenberger, H., Bernhard, K., Hossli, G.: Maligne Hyperthermie: Versuch der Früherkennung mittels Bestimmung der Creatinphosphokinase (CPK) und ihrer Isoenzyme. Schweiz. med. Wschr. *106*, 987–991 (1976)
25. Pfleiderer, G.: Immunologische Bestimmung von Isoenzymen. In: Lang, H., Rick, W., Roka, L., (Hrsg.), Anwendung immunologischer Methoden. (S. 197 ff.). Berlin, Heidelberg, New York: Springer 1975

26. Prellwitz, W., Gempp-Friedrich, W., Lang, H.: Immunologische Bestimmung von Isoenzymen im Serum. In: Lang, H., Rick, W., Roka, L., (Hrsg.), Anwendung immunologischer Methoden. (S. 224 ff.) Berlin, Heidelberg, New York: Springer 1975
27. Prellwitz, W., Neumeier, D., Knedel, M., Würzburg, U., Schönborn, H., Schuster, H.P.: Isoenzyme der Kreatinkinase bei extracardialen Erkrankungen und nach diagnostischen Eingriffen. Dtsch. med. Wschr. *101*, 983–988 (1976)
28. Reske-Nielsen, E., Haase, J., Kelstrup, J.: Malignant hyperthermia in a family. The neurophysiological and light microscopical study of muscle biopsies of healthy members. Acta path. microbiol. scand. Sect. A. *83*, 645–650 (1970)
29. Starkweather, W.H., Spencer, H.H., Schwarz, E.L., Schoch, H.K.: The electrophoretic separation of lactate dehydrogenase isoenzymes and their evaluation in clinical medicinc. J. Lab. clin. Med. *67*, 329–343 (1966)
30. Van den Hende, C., Lister, D., Muyelle, E., Ooms, L., Oyaert, W.: Malignant hyperthermia in belgian landrace pigs rested or exercised before exposure to halothane. Br. J. Anaesth. *48*, 821–829 (1976)
31. Vaughan, R.W.: The experts opine. Survey of anesthesiology *16*, 273–275 (1972)
32. Wieme, R.J., Van Sande, M., Karcher, D., Lowenthal, A., Van der Helm, H.J.: A modified technique for direct staining with nitroblue tetrazolium of lactate dehydrogenase iso-enzymes upon agar gel electrophoresis. Clin. chim. Acta *7*, 750–754 (1962)
33. Williams, C.H., Houchins, C., Shanklin, M.D.: Pigs susceptible to energy metabolism in the fulminant hyperthermia stress syndrome. Br. med. J. *1975 III*, 411–413
34. Würzburg, U., Hennrich, N., Lang, H., Prellwitz, W., Neumeier, D., Knedel, M.: Bestimmung der Creatinkinase MB im Serum unter Verwendung inhibierender Antikörper. Klin. Wschr. *54*, 357–360 (1976)
35. Zsigmond, E.K., Starkweather, W.H.: Abnormal serum- and muscle-creatine-phosphokinase (CPK) isoenzyme pattern in a family with malignant hyperthermia. Anaesthesist *22*, 16–22 (1973)

Probleme der intra- und postoperativen Laktatgabe

D. Balogh und M. Hackl

Angeregt durch mehrere Fälle von Laktatazidose mit tödlichem Ausgang, die wir auf unserer Intensivstation beobachten konnten, beschlossen wir, eine kurze Studie mit laktathältigen Elektrolytlösungen zu machen. Ein Patient hat uns im besonderen dazu bewogen.
Aus der Anamnese war bekannt, daß er nach Resektion eines Magen-Ca bei unkompliziertem postoperativem Verlauf die übliche Infusionstherapie erhalten hatte, die unter anderem täglich einen Liter Elektrolytlösung mit 45 mval Laktat vorsieht. In der 2. postoperativen Nacht hatte der als Asthmatiker bekannte Patient einen massiven Asthmaanfall. Am Morgen danach kam er schockiert und hyperventilierend mit einem pH von 7,1 und BE −15 mval/l bei uns zur Aufnahme. Der Laktatwert betrug 160 mg/ml. Trotz heroischen Dosen von Natriumbikarbonat und 4-maliger Hämodialyse verstarb der Patient nach 6 Tagen. Bei der Obduktion konnte außer einer Schocklunge kein besonderer Befund erhoben werden. Diese Anamnese hat die Frage aufgeworfen, inwieweit die Verabreichung von größeren Mengen von Laktat noch dazu beigetragen hat, den Patienten in diese irreversible Azidose zu treiben.

Tabelle 1. Laktatgehalt in gebräuchlichen Elektrolytlösungen

Sterofundin	45 mval/l
Elo-admix 1	12,5 mval/Amp.
Elo-admix 2	30,5 mval/Amp.
Elo-admix 3	10 mval/Amp.
Elo-admix 7	22 mval/Amp.
Elo-Mel 1	12,5 mval/Amp.
Elo-Mel 2	30,5 mval/Amp.
Elo-Mel 3	50 mval/Amp.
Elo-Mel 7	22,5 mval/Amp.
Ringer-Lactat-Aspartat	22 mval/l

Da die meisten gebräuchlichen Elektrolytlösungen Laktat enthalten (Tabelle 1), erschien uns die Frage wichtig, einmal festzustellen, wie der Laktatspiegel durch die routinemäßige intraoperative Gabe von laktathältigen Infusionslösungen beeinflußt wird.
Wir haben zu dieser Untersuchung Laparotomien des täglichen Programms ausgewählt, wobei das Mindestalter 50 Jahre betrug. Die eine Gruppe erhielt während der 1. Operationsstunde 1 l Elektrolytlösung mit 22 mval Laktat, die Kontrollgruppe erhielt in derselben Zeit nur 5% Glukose infundiert. Bei allen Patienten wurde präoperativ, 10 min. nach Beendigung der Laktatinfusion bzw. 1 Stunde nach Operationsbeginn sowie postoperativ beim Erwachen der Serumlaktatspiegel bestimmt. Die Blutabnahme erfolgte immer an dem Arm, an dem keine Infusionen verabreicht wurden.

Tabelle 2. Versuchsbedingungen in beiden Versuchsgruppen (siehe Text)

	Gruppe 1 ohne Laktat	Gruppe 2 mit Laktat
Gesamtzahl = n	16	16
Männer	7	6
Frauen	9	10
Durchschnittsalter	64,7 a	65 a
Hepatopathie	2	4
Diabetes mellitus	1	5
Niereninsuffizienz	1	1
Malignome	7	12
Fluothan, N_2O	9	9
NLA	7	7

Das Patientengut ist leider etwas inhomogen, obwohl wir alternierend immer eine Laparotomie mit Laktat – und eine ohne Laktatinfusion durchgeführt haben. Bei der kleinen Fallzahl kam es dabei aber doch zu einer unterschiedlichen Verteilung der Risikofaktoren, was in Tabelle 2 aufgeschlüsselt ist. In jeder Gruppe befand sich ein Patient mit auffallend hohen Ausgangswerten, nämlich *47,1 mg/ml und 31 mg/ml;* beide hatten ein ausgedehntes Magen-Ca. Abb. 1 zeigt das Ergebnis unserer Studie: Wir haben Mittelwerte der einzelnen Serumlaktatkontrollen und ihre Streuung eingezeichnet. Besonders die Kontrollgruppe ist sehr inhomogen, was nur wenig signifikante Aussagen ermöglicht. Hier war zwischen 1. und 2. Abnahme kein signifikanter Anstieg, zwischen 1. und 3. Laktatkontrolle aber konnte eine relative Signifikanz mit $p < 0,025$ gefunden werden. In der Laktatgruppe ist das Kollektiv etwas homogener, was uns genauere Aussagen erlaubt. Sowohl der Anstieg zwischen 1 und 2 wie zwischen 1 und 3 ist signifikant ($p < 0,01$, $p < 0,005$). Vergleichen wir nun die intra- und postoperativen Laktatwerte beider Gruppen untereinander, so konnte keine Signifikanz errechnet werden ($p < 0,2$).

Die postoperativen Mittelwerte liegen mit 17 und 15 mg/ml bei beiden Gruppen über der oberen Normgrenze (unser Labor: 14 mg/ml). Bemerkenswert erscheinen hier also die hohen postoperativen Laktatwerte, die doch zu einigen Überlegungen berechtigen. Der Operationsstreß kann während der Anästhesie durch optimale Ventilation und sofortige Korrektur aller Entgleisungen (Astrup, Blutverlust, BZ-Schwankungen, Zentralisation) häufig ausgeglichen werden, so daß die Laktatwerte als Zeichen einer gesteigerten anäroben Glykolyse nur wenig ansteigen. Postoperativ ist die Atmung häufig flach und schmerzgehemmt, die Patienten sind oft unterkühlt und zentralisiert, der Blutverlust aus Drainagen wird nicht immer gleich ersetzt. All diese Faktoren bewirken eine schlechte periphere Sauerstoffversorgung und der Laktatspiegel steigt.

Bei Gesunden wird Laktat in Leber, Niere und Muskel sehr rasch metabolisiert. Auch stark vermehrte Laktatproduktion z. B. im Leistungssport ist nur kurz nachweisbar. Ist dieser Abbau durch eine Vorschädigung oder durch Medikamente (Phenformin) gestört, so ist jede gesteigerte Laktatproduktion mit der Gefahr der Laktatazidose verbunden. Wir glauben deshalb, daß verschiedene Umstände, die in Tabelle 3 angeführt sind, zur Laktatazidose prädisponie-

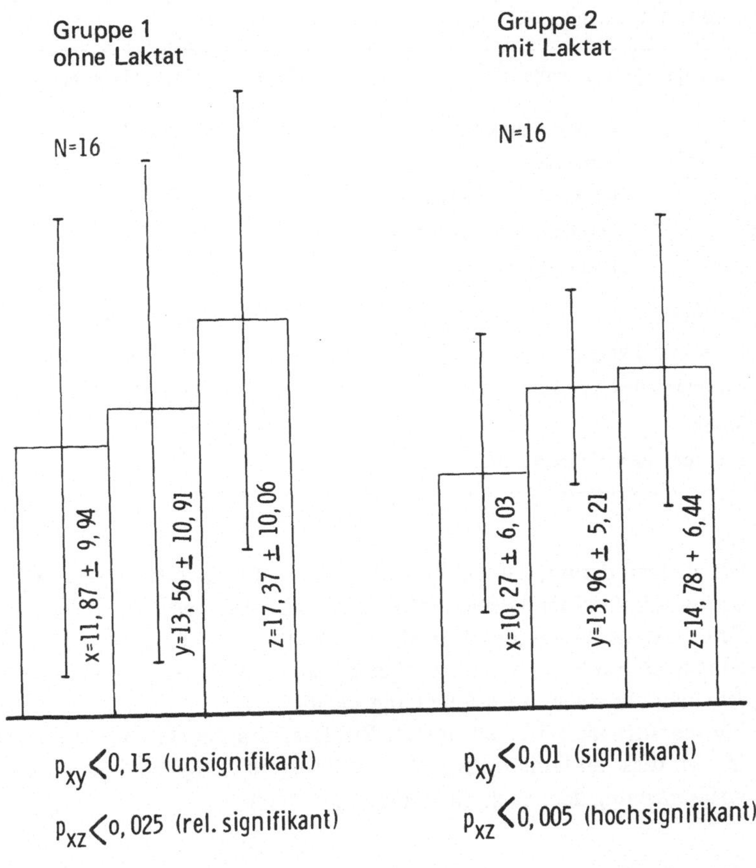

Abb. 1. Mittelwerte mit Standardabweichung, Laktat i S. Präop. = x; 1^h nach Op. Beginn bzw. in Gruppe 2 nach Infusion v. 22 mval Laktat = y, postop. = z. Der Anstieg in den einzelnen Gruppen wurde nach dem Student-t-Test auf Signifikanz geprüft

ren, und daß bei diesen Patienten die Verabreichung von laktathaltigen Lösungen eine nicht zu unterschätzende Gefahr bedeutet. Im anäroben Kohlenhydratabbau fällt Laktat vermehrt an. Das Pyruvat wird bei Sauerstoffmangel zu Laktat hydriert, anstatt daß es oxydativ decarboxyliert und in den Zitronensäurezyklus eingeschleust werden kann (vgl. Abb. 2) In der Leber, aber auch in Niere und Muskel, wird dieses Laktat dann metabolisiert. Medikamente wie das orale Antibiotikum Phenformin blockieren die Glykogenese in der Leber und hiermit auch diesen Schritt im Laktatabbau.

Zwar kann das Nierenparenchym bei fallenden pH-Werten laut Versuchen von Yudkin und Cohen *(1)* vermehrt Laktat abbauen, aber die Rolle der Leber doch nicht voll übernehmen. Das ergibt beim azidotischen Patienten einen Teufelskreis, der in der Schwierigkeit der Behandlung von Laktatazidosen seinen Ausdruck findet.

Tabelle 3. Umstände, die zur Laktatazidose prädisponieren

<table>
<tr><th>Vermehrte Laktatproduktion</th><th>Verminderter Laktatabbau</th></tr>
<tr><td colspan="2">Hypovolämischer, septischer und kardiogener Schock</td></tr>
<tr><td colspan="2">Hypoxie</td></tr>
<tr><td colspan="2">Herz-Kreislaufstillstand</td></tr>
<tr><td colspan="2">periphere Minderdurchblutung</td></tr>
<tr><td colspan="2">Diabetes mellitus</td></tr>
<tr><td>Malignome</td><td>Leberparenchymschäden</td></tr>
<tr><td>Leukämie, Lymphome</td><td>Nierenerkrankungen</td></tr>
<tr><td>langdauernde Hyperventilation</td><td>Myasthenia gravis</td></tr>
<tr><td>Sorbit</td><td>Phenformin</td></tr>
<tr><td>Fruktose über 0,5 mg/kg KG/h</td><td></td></tr>
</table>

Wir glauben darum, daß bei Patienten, die laut ihrer Anamnese eine Störung des Laktatstoffwechsels befürchten lassen, die Gabe von laktathältigen Elektrolytlösungen eine ernste Gefahr darstellt. Besonders als postoperative Infusionstherapie, in welcher Phase zur Vorschädigung noch Faktoren, die die periphere Sauerstoffversorgung erschweren, dazukommen, erscheinen uns solche Infusionen ungeeignet.
Für die intraoperative Gabe in der Routinechirurgie bei internistisch gesunden Patienten halten wir diese laktathältigen Elektrolytlösungen weitgehend gefahrlos. Wir wissen ihre milde Pufferwirkung dort auch durchaus zu schätzen.

Zusammenfassung

Es werden Probleme intra- und postoperativer Laktatgabe an Hand von 30 Laparotomien aufgezeigt. Eine Gruppe erhielt intraoperativ Elektrolytlösungen mit insgesamt 22 mval Laktat verabreicht, die Kontrollgruppe dagegen nur 5 % Glukose. Zwischen beiden Gruppen konnte kein signifikanter Unterschied bei prae-, intra- und postoperativer Laktatbestimmung festgestellt werden. Bei allen Patienten aber war ein signifikanter Anstieg zwischen prä- und postoperativem Serumlaktat zu verzeichnen ($p < 0{,}005$). Wir glauben deshalb, daß die postoperative Verabreichung von laktathältigen Lösungen besonders bei schockierten Patienten oder solchen mit Leber- oder Nierenparenchymschädigungen sowie bei Diabetikern vermieden werden soll, da man sich der Gefahr der Laktatazidose bewußt sein muß. Für die Routinechirurgie bei internistisch gesunden Patienten halten wir laktathältige Elektrolytlösungen durchaus geeignet.

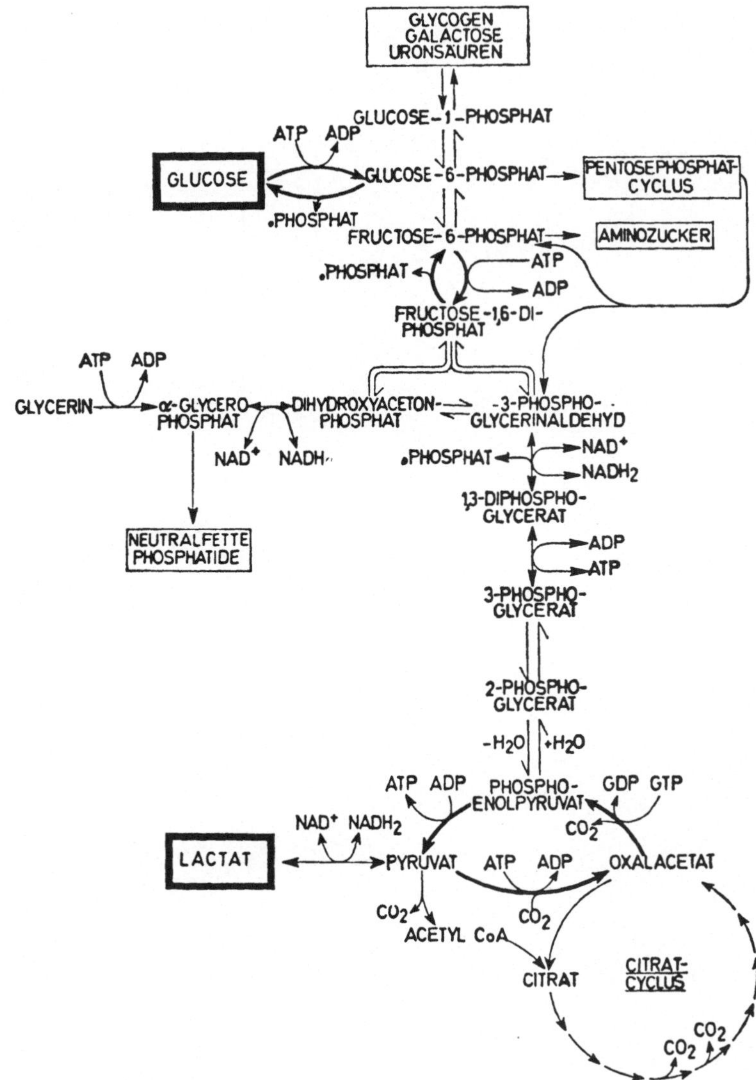

Abb. 2. Schematische Darstellung des Glukose-Abbaues in der Glykolyse (Embden-Meyerhof-Abbauweg) (aus: Holldorf, A.W., Förster, E., Folk, H.: In: Acta Hepato-Splenologica, vol. 15. Stuttgart: Thieme 1968)

Literatur

1. Yudkin, J., Cohen, R.D.: The contribution of the kidney to the removal of a lactic acid load under normal and acidotic conditions in the conscious rat. Clin. Sci. Mol. Med. *48*, 121–131 (1975)

Die medikamentöse Beeinflussung der ketalarbedingten Hirndrucksteigerung

E. Ekhart, R. Oberbauer und W. F. List

Eine deutliche Erhöhung des Liquordruckes bei der Narkoseeinleitung und bei der Narkoseaufrechterhaltung beeinflußt das Schicksal des Hirndruckpatienten entscheidend. Neben den offensichtlich bedrohten neurochirurgischen Patienten sind eine große Zahl von Mehrfachverletzten mit Traumatisierung des Gehirns betroffen. Ihre Hirnläsion bedarf oft keiner neurochirurgischen Intervention. Sie müssen sich jedoch nach der Schockbehandlung oft einer langandauernden Operation aus anderer Indikation unterziehen.

Alle Anästhesiemittel wirken auf den Hirnstoffwechsel und indirekt oder direkt auf die Hirngefäße bzw. auf das intrakranielle Blutvolumen ein. Normalerweise hat eine intrakranielle Drucksteigerung keine wesentlichen Folgen, da eine Kompensation leicht erfolgen kann und der Perfusionsdruck nicht wesentlich beeinträchtigt wird. Im pathologischen Bereich vom intrakraniellen Druck hat jede länger anhaltende weitere Steigerung deletäre Folgen.

Aus einer breit angelegten Studie, deren Ziel es ist, Anästhesiemittel und Anästhesieverfahren zu finden, die eine Hirndrucksteigerung bei der Narkoseeinleitung und bei der Narkoseaufrechterhaltung möglichst nieder zu halten, möchten wir über Ergebnisse einer Untersuchung berichten, die von uns zusammen mit der Universitätsklinik für Neurochirurgie Graz durchgeführt wurde.

Ketamin wurde bei dieser Untersuchung zur Erzeugung reproduzierbarer Hirndrucksteigerungen bei Patienten mit normalem Hirndruck verabreicht. Aus vielen Untersuchungen ist bekannt, daß Ketamin massive Liquordrucksteigerungen verursacht *(1, 2)*. Die Höhe dieser Drucksteigerung ist im wesentlichen abhängig vom Liquordruckausgangswert und in geringem Maße von der Dosis *(1)*.

Besonders große Hirndruckanstiege bis auf das 2–5fache sind erwartungsgemäß bei Hirndruckpatienten zu sehen *(1, 3)*.

In dieser Studie sollte nun geprüft werden, ob eine Flunitrazepamprämedikation (Rohypnol) die ketaminbedingte Hirndrucksteigerung abschwächen oder verhindern kann und ob eine allenfalls resultierende Hirndrucksteigerung durch nochmalige Gabe von Flunitrazepam vermindert werden kann. Flunitrazepam (Rohypnol) ist ein neues Hypnotikum, eine Weiterentwicklung von Diazepam. Es besitzt wie andere Benzodiazepinderivate sedierende, hypnotische, anxiolytische, muskelrelaxierende und antikonvulsive Eigenschaften. Die sedative und hypnotische Wirkung ist stärker ausgeprägt. Blutdruck und Puls werden leicht gesenkt, während die Atmung kaum beeinflußt wird. Flunitrazepam soll Hirndruckanstiege von Ketamin verhindern und ketaminbedingte Halluzinationen signifikant vermindern.

Methodik

Zwei Gruppen von 5 bzw. 6 Patienten mit normalen Hirndruck im Alter von 20–50 Jahren, die zur Operation eines Diskusprolaps im Lumbalbereich vorgesehen waren, wurden ausgewählt. Die Patienten wurden am Operationstisch in Seitenlage gebracht. Die Lumbalpunktion wurde in der Etage über dem Diskusprolaps durchgeführt. Zur Vermeidung eines Liquorverlustes ist dabei die Spinalnadel mit dem gefüllten Druckaufnehmersystem verbunden. Die freie Liquorpassage wird durch atem- und hustensynchrone Liquordruckschwankungen geprüft.

Beide Patientengruppen wurden mit 0,1 mg/10 kg Atropin prämediziert. Folgende Parameter wurden gemessen: Kontinuierlicher Liqordruck bis zum Ende der Untersuchung, Puls und unblutiger Blutdruck vor und 3 Minuten nach der jeweiligen i. v. Gabe von Rohypnol bzw. Ketamin. Blutgase am Beginn, zum Zeitpunkt, an dem der Liquordruckanstieg nach Ketamin ein Plateau erreicht hat, und am Ende der Untersuchung.
In der I. Gruppe mit 5 Patienten wurde am Operationstisch 1 mg Rohypnol ca. 3 Minuten vor der i. v. Verabreichung von Ketamin 3 mg/kg KG verabreicht. Wiederholung derselben Rohypnoldosis zum Zeitpunkt der höchsten Liquorsteigerung nach Ketamin.
In der II. Gruppe mit 6 Patienten wurde der gleiche Untersuchungsablauf eingehalten. Es wurden jedoch 2 mg Rohypnol vor der Ketaminverabreichung und 2 mg zum Zeitpunkt des höchsten Liquordruckanstieges nach Ketamin i. v. gegeben.

Ergebnisse (Tabelle 1)

I. Gruppe: Die Liquorausgangsdrucke sind lagerungsbedingt etwas erhöht, sie können nach i. v. Verabreichung von 1 mg Rohypnol kaum gesenkt werden. Nach Ketamin erreicht der Liquormaximaldruck zwar hohe Werte bis zum 2,5fachen des Ausgangsdruckes, jedoch nicht die in der Literatur beschriebenen und von uns selbst gefundenen Werte *(1)*. Die Liquordrucke sinken nach der 2. Rohypnolgabe ab, liegen jedoch noch deutlich über den Ausgangswerten. Die systolischen Blutdruckwerte verhalten sich unterschiedlich, sind ähnlich den Ausgangswerten, jedenfalls niederer als nach alleiniger Ketamingabe erwartet.

II. Gruppe: Bei dieser Gruppe führt die erste Rohypnolgabe schon zu einer deutlicheren Senkung der lagerungsbedingt erhöhten Liquorausgangsdrucke als in der I. Gruppe. Die Liquormaximaldrucke nach Ketamin erreichen ähnliche hohe Werte wie in der I. Gruppe. Rohypnol verabreichung nach Ketamingabe senkt die Liquordrucke fast auf die Ausgangswerte. Die systolischen Blutdruckwerte verhalten sich auch in dieser Gruppe unterschiedlich, sind auch ähnlich den Ausgangswerten, jedenfalls wieder niedriger als nach alleiniger Ketamingabe erwartet.
Die Blutgaswerte waren nach der Medikamentengabe meist etwas erhöht und könnten auch zur Hirndrucksteigerung beigetragen haben.
Bei unseren pCO_2 Anstiegen muß jedoch berücksichtigt werden, daß die Patienten unsediert, etwas aufgeregt und leicht hyperventilierend in den Operationssaal kommen. Nach Rohypnol- bzw. Ketaminverabreichung war ein Abfall der Atemfrequenz mit pCO_2 Anstieg zu erwarten. Es kommt trotz dieser geringen pCO_2 Erhöhung nach Rohypnolverabreichung zum Liquordruckabfall. Als Beispiel für den Verlauf der Liquormitteldruckkurve sei Patient 3 aus der I. und aus der II. Gruppe herausgegriffen (Abb. 1, 2).

Diskussion

Eine Änderung des Liquordruckes im Gehirn kann außer durch Tumor und Blutung durch Veränderungen der Liquorproduktion bzw. -resorption, des Flüssigkeitsgehaltes der Gewebe und der Blutmenge im Gefäßsystem des Schädels zustande kommen. Eine Erhöhung des Liquordruckes im Gehirn führt zu einer Verminderung des Perfusionsdruckes, der Differenz aus arteriellen Mitteldruck und Hirndruck. Bei einem Perfusionsdruck von weniger als 40 mm Hg ist die O_2-Versorgung der Gewebe ernstlich gefährdet.

Tabelle 1. Verhalten von Liquordruck, Blutdruck und pCO_2 während des Versuchsablaufes

Gruppe I	AUSGANGSWERTE			Δn. Rohypnol 1 mg		Δn. Ketamin 3 mg/kg			Δn. Rohypnol 1 mg		
	CSFP	RR	pCO_2	CSFP	RR	CSFP	RR	pCO_2	CSFP	RR	pCO_2
K.S., 32a	14	120	40	–1	0	+ 2	+ 10	+ 7	– 1	– 5	+ 5
R.J., 48a	22	80	34	+ 1	+ 10	+ 18	+ 10	+ 9	– 4	–10	–8
R.A., 45a	14	130	39	±0	–10	+ 26	–20	+ 3	–15	– 5	+ 2
G.M., 42a	12	140	–	–1	–20	+ 19	+ 20	–	–	–	–
B.J., 48a	10	140	–	–1	± 0	+ 16	+ 15	–	–10	–10	–

Gruppe II	AUSGANGSWERTE			Δn. Rohypnol 2 mg		Δn. Ketamin 3 mg/kg			Δn. Rohypnol 2 mg		
	CSFP	RR	pCO_2	CSFP	RR	CSFP	RR	pCO_2	CSFP	RR	pCO_2
S.S., 44a	11	130	45	–2	–10	+ 17	+ 10	+ 10	–16	–10	–2
K.R., 43a	8	130	37	–2	–40	+ 26	+ 50	+ 3	–20	–35	–
S.K., 40a	19	140	46	–7	–30	+ 24	± 0	+ 1	–15	+ 25	– 1
Z.A., 46a	14	150	36	–1	–30	+ 13	+ 10	+ 2	–12	± 0	+ 2
R.F., 36a	16	120	–	–1	–20	+ 5	+ 10	–	– 3	± 0	–
W.H., 45a	18	110	42	–1	± 0	+ 20	+ 5	–3	–14	–15	+ 5

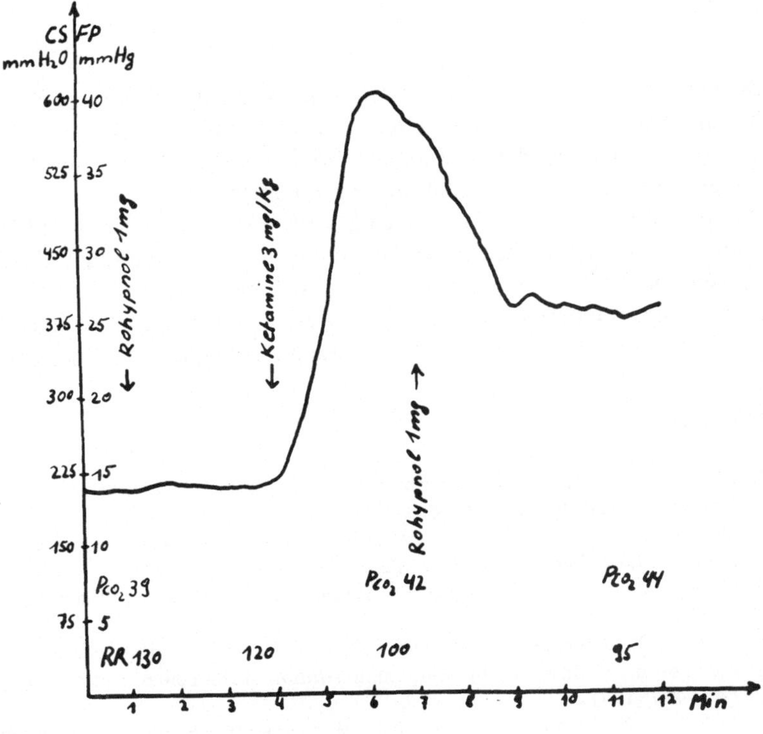

Abb. 1. R.A. ♀: Liquordruckverlauf nach Rohypnol-Ketamin-Rohypnol

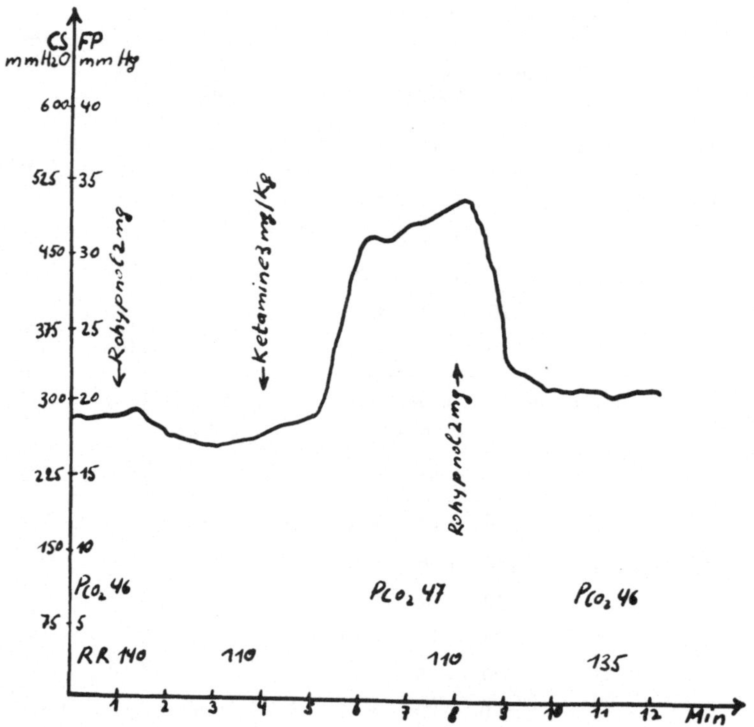

Abb. 2. Pat. St. K.♂: Liquordruckverlauf nach Rohypnol-Ketamin-Rohypnol

Die ketaminbedingte Liquordrucksteigerung wird auf eine erhöhte Blutmenge, bedingt durch Blutdruckanstieg und Gefäßerweiterung, zurückgeführt *(1–3)*. Außerdem wird auch eine direkte Stimulation des Stoffwechsels einzelner Gehirnzentren durch Ketamin und damit eine weitere Erhöhung der Durchblutung angenommen *(4)*.
Von den bisher untersuchten Prämedikationsmitteln Diazepam, DHBP, Thiopental *(5)* und Flunitrazepam konnte keines den ketaminbedingt erhöhten Liquordruck verhindern. Ketamin ist daher bei Verdacht auf erhöhten Hirndruck nach wie vor kontraindiziert. Das Hypnotikum Flunitrazepam führte jedoch in gleicher Weise wie Thiopental zu einer dosisabhängigen Verminderung einer bereits eingetretenen ketaminbedingten Hirndrucksteigerung.

Literatur

1. List, W.F., Crumrine, R.S., Cascorbi, H.F., Weiss, H.M.: Increased cerebrospinal fluid pressure after ketamine. Anesthesiology *36*, 98 (1972)
2. Gardener, A.E., Olsen, B.E., Lichtiger, M.: Ceresbrospinal fluid pressure during dissociative anesthesia with ketamine. Anesthesiology *35*, 226–228 (1971)
3. Gibbs, J.M.: The effect of intravenous ketamine on cerebrospinal fluid pressure. Brit. J. Anaesth. *44*, 1298–1302 (1972)
4. Dawson, B., Michenfelder, J.D., Theye, R.A.: Effects of ketamine on canine cerebral blood flow and metabolism: Modification by prior administration of thiopental. Anesth. Analg. Curr. Res. *50*, 443–447 (1971)
5. List, W.F., Knoetgen, J., Marsoner, H.J.: Medikamentöse Beeinflussung der ketaminbedingten Hirndrucksteigerung. Anaesthesiologie und Wiederbelebung, Bd. 90. Bergmann, H., Blauhut, B. (Hrsg.), S. 85. Berlin, Heidelberg, New York: Springer 1975

113 Wirbelsäulenkorrekturoperationen – Bilanz vom Standpunkt des Anästhesiologen

G. Kroesen, E. Kornberger, K. Herczeg, R. Bauer und W. Geir

Bei der wissenschaftlichen Sitzung unserer Gesellschaft im Mai 1974 in Klagenfurt kam bereits deutlich die Konfrontation der Anästhesie mit einem progredient invasiven Zweig der operativen Orthopädie – den Wirbelsäulenkorrekturen bei Kyphoskoliosen – zum Ausdruck *(1)*. In einer retrospektiven Studie haben wir unser Wirbelsäulenoperationsgut aufgeschlüsselt und ausgewertet. Unser Ziel war dabei, Besonderheiten des Operationsverlaufes vom Standpunkt des Anaesthestisten zu diskutieren.

1. Operationsgut, statistische Methoden

113 Wirbelsäulenkorrekturoperationen wurden in den Jahren 1968–1975 bei 96 Patienten durchgeführt. Es bot sich die Unterteilung in Wirbelsäuleneingriffe von dorsal – Kollektiv I – und solche von ventral – Kollektiv II – an. Die dorsalen Eingriffe haben wir auf Grund der differenten Operationstechnik nochmals unterteilt in Gruppe 1 und Gruppe 2 (Tabelle 1). Die ventralen Eingriffe machten eine dreifache Unterteilung erforderlich. Die Diagnosen waren naturgemäß in Gruppe 2, 4 und 5 breiter gefächert als in Gruppe 1 und 3.
Da das Datenmaterial teilweise starke Abweichungen von der Normalverteilung aufwies, wurden ausschließlich verteilungsfreie statistische Testmethoden angewendet. Aus den gleichen Gründen wurde zur Bewertung des „Durchschnittes" nicht der Mittelwert, sondern der Median mit seinen 95 % Vertrauensgrenzen berechnet, unter Angabe der Maximal- und Minimalwerte des Datenkollektives. Im Speziellen wurde zur Berechnung der Korrelationen der modifizierte Rangkorrelationstest nach Spearman ($p = 0,05$) benutzt. Die Prüfung auf „Verschiedenheit" wurde je nach Datenmaterial entweder mittels des Kolmogoroff-Smirnoff-Tests, mit dem Mann-Whitney-U-Test oder mit dem modifizierten X^2-Test für Vierfeldertafeln oder Mehrfelderkontingenztafeln, sowie dem Mediantest durchgeführt (für alle $P = 0,05$). Die exakten Vertrauensgrenzen ($p = 0,05$) von Häufigkeiten wurden nach R.A. Fisher berechnet *(7, 10)*. Sie erlauben eine Aussage darüber, wie unter gleichen Bedingungen ein ähnliches Operationsgut der gleichen Klinik in einigen Jahren beurteilt werden kann.
Es liegt auf der Hand, daß bei einer derartigen retrospektiven Untersuchung, die sich über einen Beobachtungszeitraum von 7 Jahren erstreckt, weder ein gleichbleibender Standard der Operationstechnik noch der Anästhesiemethode zu erwarten ist (Abb. 1). Mit diesem Mangel vergrößert sich allerdings der Fehler der statistischen Berechnung.

2. Anästhesien, Operationsschwerpunkte

Von den 113 Operationen wurden 45 in einer kombinierten Halothan-Barbiturat-Lachgas-Relaxans-Anästhesie, 61 in einer reinen oder leicht modifizierten Neuroleptanalgesie (NLA) und 4 in einer kombinierten Diazepam-Elektroakupunktur-Lachgas-Relaxans Anästhesie durchgeführt. Die Beatmung erfolgte bei den größeren Eingriffen (Anästhesiezeit länger als 120 Minuten) mit einem ER 200, in allen anderen Fällen mit dem Atembeutel von Hand im halbgeschlossenen System.

Tabelle 1. Operationsgut

	Operat. n.	Alter M [ ] min,max ( ) EVG	♂	♀	Diagnosen	n
I. Kollektiv: Operationen mit dorsalem Zugang	86	16 [9,48] (15–16)	22	64		
1. Gruppe: WS-Fusion mit Harringtoninstrumentation	71	16 [9,44] (15–17)	15	56	Idiopath. Skol.	55
					Congenit.Skol.	3
					Paralyt.Skol.	11
					Scheuermann Kyph.	2
2. Gruppe: Andere WS-Fusionen (ohne Instrumentation, Osteotomien, Revisionseingriffe nach Harrington)	15	15 [9,48] (14–24)	7	8	Idiopath.Skol.	6
					Congenit. Skol.	2
					Paralyt. Skol.	3
					Posttraum. Skol.	2
					Bechterew	1
					LWK Destruktion	2
II. Kollektiv: Operationen mit ventralem Zugang	27	19 [2,65] (16–19)	14	13		
3. Gruppe: Zweihöhlenoperationen (Dwyer und andere)	8	16 [12,19] (15–17)	6	2	idiopath. Skol.	3
					Congenit. Skol.	1
					Paralyt. Skol.	3
					Kyph.b. Chondrodystroph.	1
4. Gruppe: Transthorakale Operationen (WK-resektion, RM-dekompression, Intercorporelle Spandylodese, Mobilisierende Osteotomien)	11	19 [2,65] (19–24)	6	5	Idiopath. Skol.	2
					Congenit. Kyph.	1
					Posttraum.Kyph.	3
					Kyph.n.Spondylitis	2
					BWK Destruktion	1
					BWK Metastasen	2
5. Gruppe: Lumbale retroperitoneale Eingriffe	8	27 [4,46] (16–42)	2	6	Posttraumat. Kyph.	1
					Spondylolisthese	3
					Spondylitis	2
					WK-Destruktionen	2

Von besonderem Interesse für den Anästhesisten waren die Operationen I/1 und II/3. Zum besseren Verständnis des Umfanges dieser Eingriffe sei eine kurze Skizzierung der Operationsmethode erlaubt:

Die dorsale Wirbelsäulenfusion mit der Instrumentation nach Harrington *(6)* wird in Bauchlage des Patienten auf einem Cotrel'schen Operationsuntersatz durchgeführt, wobei der Rumpf nur an vier handflächengroßen Punkten des Leisten-Schulterbereiches aufliegt. Die Beine sind im Hüft- Kniegelenk leicht gebeugt mit den Unterschenkeln auf Polsterunterlagen gebettet. Der Hautschnitt erstreckt sich über die Dornfortsätze der BWS und LWS, Länge ca. 50–60 cm. Alle beteiligten Dorn- und Querfortsätze werden an ihrer dorsalen Fläche von

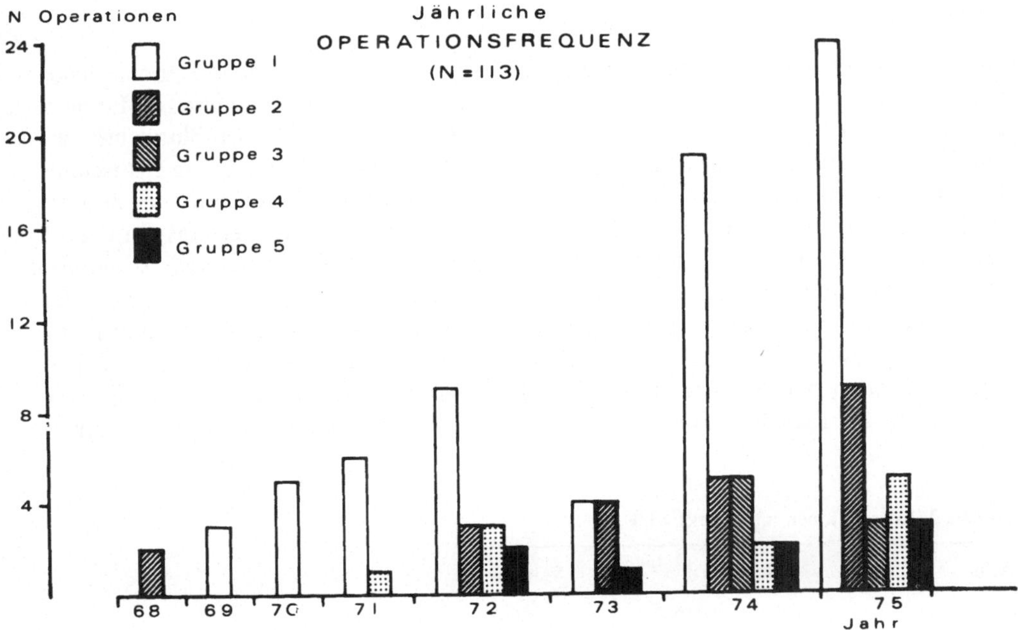

Abb. 1. Chronologische Entwicklung der Operationen in den Gruppen 1–5

Weichteilen freipräpariert, die Dornfortsätze abgemeißelt, die dorsale Corticalis der Querfortsätze aufgemeißelt und die Gelenksflächen der Querfortsätze entknorpelt. Während der Operation wird der Patient mit 6 kg am Kopf und je 6 kg an den Beinen extendiert. Mit dem Einsetzen des Harringtonstabes zwischen einen oberen Brustwirbelquerfortsatz und einen mittleren Lendenwirbelquerfortsatz erfolgt die Distraktion der WS, soweit das Material die Spannung toleriert. Die freiliegenden Spongiosaknochenflächen werden mit vorher gewonnenen Knochenspänen abgedeckt. Nach Wundverschluß wird auf dem Operationstisch noch eine Rumpfgipsliegeschale angelegt, nach deren Aushärtung der Patient fest mit der Schale verbunden auf den Rücken und gleichzeitig in sein Spezialbett gedreht wird.

Ganz anders die Operationsskizze der ventralen thorakalretroperitonealen WS-Fusion nach Dwyer et al. *(4)*. Der Patient liegt ohne Extension in 50–70^{0} Seitenlage wie zur anterolateralen Thorakotomie auf dem Tisch. Der Schnitt verläuft von der Scapulaspitze nach ventral bis zur Symphysenmitte. Das Diaphragma wird in der vorderen Hälfte des Sinus phrenicocostalis durchtrennt, das Peritoneum weit zur kontralateralen Seite abpräpariert, die Bauchhöhle nicht eröffnet, jedoch die 12. Rippe als Kortikalisspender reseziert. Es folgt die komplette Ausräumung der Bandscheiben der Fusionsstrecke, durchschnittlich 4–5 Intervertebralräume, dann die Entknorpelung und Anfrischung der Wirbelkörperdeckplatten. Durch die beteiligten Wirbelkörper werden seitlich von der Konvexseite der pathologischen Wirbelsäulenkrümmung Schrauben gebohrt, durch deren Köpfe anschließend ein gedrehtes Stahlseil gezogen und von Wirbelkörper zu Wirbelkörper gespannt wird. Es erfolgt eine Kompression an der pathologischen Krümmung der Wirbelsäule statt einer Extension. Die Intervertebralräume werden mit Knochenspänen ausgefüllt. Nach Wundschluß ist keine Gipsschale erforderlich.

3. Blutverlust

An erster Stelle der mit besonderer Sorgfalt beobachteten und behandelten Pathomechanismen steht der Blutverlust. Die umfangreiche Weichteilmobilisation und breite Eröffnung von spongiösen Knochenräumen sind wohl die wesentlichen Ursachen. Um den Blutverlust aus den Weichteilen möglichst niedrig zu halten, wird das Muskelgewebe nach dem Hautschnitt diffus mit ca. 400 ml einer Mischung aus physiologischer Kochsalzlösung mit 1 mg Suprarenin 1 : 500.000 infiltriert. Obwohl die gefäßkonstriktive Wirkung des Adrenalins von Vorteil ist, diskutieren wir wegen einiger Interferenzen – so der Verwendung von Halothan zu zeitweiliger künstlicher Hypotension, Störungen der peripheren Mikrozirkulation mit Absinken der Hauttemperatur – über die Vermeidung dieser Gewebsinfiltration. Nach der statistischen Auswertung besteht keine Korrelation zwischen Alter und Blutverlust, wohl aber eine deutliche Korrelation zwischen Anästhesiezeit und Blutverlust, sowie Segmentzahl und Blutverlust (Tabelle 2). Künstliche Hypotension im Sinne des „low pressure" – Verfahrens mit

Tabelle 2. Korrelationen im Kollektiv I/1

Alter	– Blutverlust	nein
Alter	– Anästhesiezeit	nein
Alter	– Segmentzahl	nein
Segmentzahl	– Anästhesiezeit	ja
Segmentzahl	– Blutverlust	ja
Anästhesiezeit	– Blutverlust	ja

Natriumnitroprussid wurde bei 2 Fällen angewendet, zeigte aber eher einen höheren Blutverlust als ohne diese Methode. Das entspricht auch den Ergebnissen der Autoren Pasteyer et al. *(9)* sowie Meznik *(8)*, steht aber im Gegensatz zu den Ergebnissen von Hack et al. *(5)*. Der Zusammenhang zwischen Blutverlust und Segmentzahl einerseits und der entsprechenden Anästhesiezeit andererseits kann statistisch in dem Bereich ab 4 Segmenten nach entsprechender Transformation der Blutverlustwerte als linear angenommen werden. Der Darstellung von Hack et al. *(5)*, die Blutverlust pro Segment und Blutverlust pro 15 Minuten Operationszeit berechnen, muß mit einiger Skepsis begegnet werden, da diese Darstellung impliziert , daß bei doppelter Operationszeit auch doppelter Blutverlust auftritt. Dies aber ist tatsächlich aus operationstechnischen Gründen nie der Fall, abgesehen von der Tatsache, daß nie weniger als 4 Segmente und daher auch nie unter einer Operationszeit von 180 Min. operiert wird (Abb. 2).

Der Medianwert des Blutdruckes bei den Patienten der Gruppe I/1 lag bei 100 mmHg, der Medianwert des Blutverlustes bei 1200 ml (Tabellen 3,4). Zwischen Blutdruckhöhe und Blutverlust konnte keine Korrelation festgestellt werden. 25 Halothankombinationsanaesthesien und 45 Neuroleptanalgesien der Gruppe I/1 zeigten lediglich eine Differenz in ihren intraoperativen medianen RR-Werten von 10 mmHg (höher bei NLA). Blutverlust und Pulsfrequenz waren gleich. Wie die NLA-Fälle verhielten sich auch die 4 kombinierten Elektroakupunkturanaesthesien.

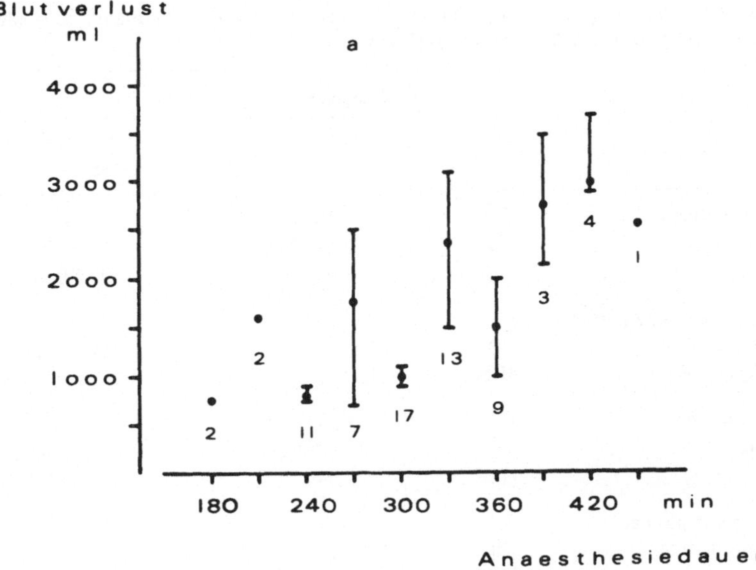

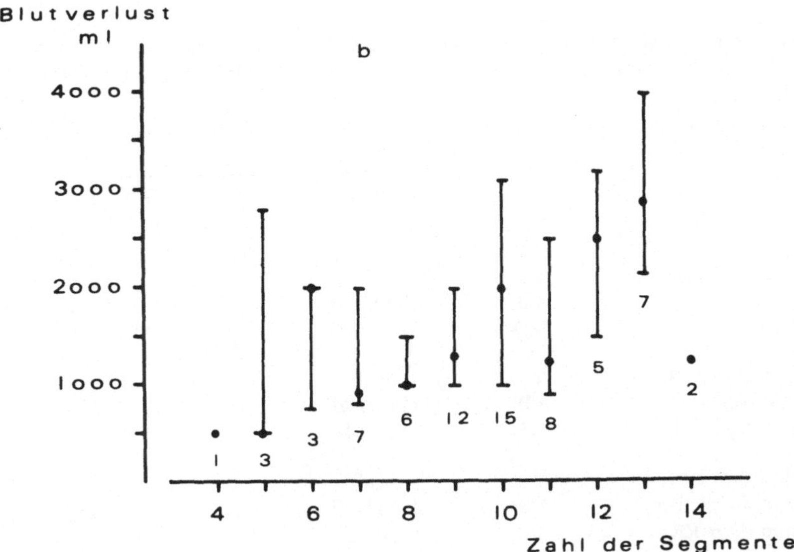

Abb. 2. a Verbindung von Blutverlust und Anästhesiedauer miteinander mit Vertrauensbereich. **b** Verbindung von Blutverlust und Segmentzahl miteinander mit Vertrauensbereich (Zahlen unter den Symbolen entsprechend n)

Tabelle 3. Medianwerte von Blutverlust, Volumenersatz und Segmentzahl. $\bar{x}$ = Median; VB = Vertrauensbereich; p = 0,05; M/M = Maxima/Minima

		Kollektiv I		Kollektiv II
		Gruppe 1 n 71	Gruppe 2 n 15	Gruppe 3,4,5 n 27
Blutverlust (ml)	$\bar{x}$ VB M/M	1200 (1000/1800) 500/6000	800 (500/1000) 400/3000	500 (500/900) 80/3000
Volumenersatz (intraop.) Blutkonserven (Einheit K)	$\bar{x}$ VB M/M	4 (4/5) 2/15	3 (2/4) 2/6	3 (2/3) 1/11
Infusionen (ml)	$\bar{x}$ VB M/M	2500 (2250/2600) 150/4500	1600 (1200/2000) 300/3000	2000 (1500/2100) 50/3600
Segmentzahl der Fusionsstrecke	$\bar{x}$ VB M/M	10 (9/10) 4/14	5 (4/11) 1/13	2 (2/3) 2/5

Tabelle 4. Medianwerte von Anästhesiezeit, Blutdruck und Puls (prä- und intraoperativ). + = Median der „Durchschnittswerte" pro Person; $\bar{x}$ = Median; VB = Vertrauensbereich; p = 0,05; M/M = Maxima/Minima

		Kollektiv I		Kollektiv II
		Gruppe 1 n 71	Gruppe 2 n 15	Gruppe 2,3,5 n 27
Anästhesiezeit (min)	$\bar{x}$ VB M/M	300 (300/330) 180/450	225 (180/270) 155/360	180 (170/240) 105/660
Blutdruck syst. präoperativ (mm Hg n. RR)	$\bar{x}$ VB M/M	120 (115/120) 100/140	120 (115/125) 110/130	120 (115/130) 70/170
Blutdruck syst. intraop. median (mm Hg. n. RR)	$\bar{x}$ VB M/M	100 (95/100) + 70/130	100 (95/105) + 80/140	110 (100/110) + 80/140
Pulsfrequenz präoperativ (Sch/min.)	$\bar{x}$ VB M/M	84 (80/86) 66/130	84 (80/90) 60/115	90 (80/90) 72/120
Pulsfrequenz intraop. median (Sch/min.)	$\bar{x}$ VB M/M	100 (95/100) + 70/135	90 (84/100) + 50/110	100 (100/100) + 70/140

4. Volumenzufuhr

Das Problem der Volumenbilanzierung während langfristiger Operationen trat auch bei unserem Patientengut in den Vordergrund. Den ZVD via Cavakatheter konnten wir nur im Sinne einer Trendbestimmung werten, da unsere Patienten nicht in einer waagrechten Ebene lagen. Als relativ zuverlässige Kriterien des totalen Volumenverlustes blieben die Messungen von gesaugter und getupfter Blutmenge zusammen mit im Tropfgefäß erfaßter Urinstundenmenge übrig.
Bei den Operationen der Gruppe I/1 haben wir in der zweiten Hälfte des Jahres 1975 regelmäßig Tupferwägungen durchgeführt, weil gerade bei den Harringtonfusionen zahlreiche Tupfer zur Weichteilpräparation verwendet werden, die sich tropfnaß vollsaugen. Wir waren überrascht, aus der Gewichtbestimmung zwischen 75 und 100 % der gesaugten Blutmenge zusätzlich messen zu können.
Nach unseren Erfahrungen läßt sich der Blutverlust während der blutungsreichen Operationsphasen durch ein mäßiges Volumendefizit von ca. 500 ml synchron mit einem Blutdruck an der unteren Normgrenze, bei 80 mm Hg, am einfachsten und wirkungsvollsten drosseln. Vergleiche zwischen dem durchschnittlichen Blutverlust des Kollektivs I/1 und des Kollektivs II/3,4,5 zeigen einen wesentlich geringeren Verlust im Kollektiv II (Tabelle 4). Betont werden muß allerdings, daß die Verlustmenge von 500 ml im Kollektiv II bei vielen Anästhesieprotokollen ein sekundärer Schätzwert ist. Die Eintragung über den Blutverlust fehlt scheinbar, weil sie so gering war, daß sie uninteressant schien. In unserer Aufschlüsselung führt es aber zu einer erheblichen Diskrepanz zwischen Volumenzufuhrsumme und Verlustsumme. Das verlorene Blutvolumen wurde zu 80–100% mit Vollblut ersetzt, weiterer Flüssigkeitsverlust zu 200–250% mit Kristalloidlösung entsprechend der Tabelle 5. Nach neueren Ergebnissen von Balogh und Hackl *(2)* werden laktathaltige Lösungen nur noch mit kritischer Zurückhaltung gegeben.

Tabelle 5. Häufigkeit der intraoperativ verwendeten Infusionslösungen bei 108 Patienten

	Patientenzahl abs.	Patientenzahl rel. %
Ringerlaktat	80	74
Glukose (5 % oder 10 %)	73	67
Laevulose (5%)	22	20,3
Sterofundin	6	5,5
Humanalbumin (3,6 %/20 %)	34	31,4
Elodextran	20	18,5
Haemaccel	9	8,3

5. Hypotherme Reaktion, Blutgasanalyse

Ein zweiter Pathomechanismus, der wohl vorwiegend durch die lange Anästhesiezeit und die Lagerung bedingt ist, ist der starke Abfall der Körpertemperatur. Temperaturen zwischen 33,5 und 34° kommen häufiger vor und lassen sich schwer vermeiden. Bauch und Operationsbereich des Patienten sind vor allem bei den Harringtoneingriffen unbedeckt und kontinuier-

Tabelle 6. Auswertung kapillarer Blutgasanalysen, abgenommen 1 Stunde postoperativ (n = 98). Exakte Vertrauensgrenzen (EVG) p = 0,05

		Koll. I		Koll. II			
		1. n = 65	2. n = 9	3. n = 8	4. n = 10	5. n = 6	gesamt n = 98
Respiratorische Azidose	abs.	29	4	4	5	3	45
($pCO_2 > 42$ und/oder $BE > -3{,}5$)	rel.	44,6 %	44,4 %	50 %	50 %	50 %	45,9 %
	EVG.	32–57 %	14–79 %	16–84 %	19–81 %	12–88 %	36–56 %
Metabolische Azidose	abs.	12	1	2	2	1	18
($pH < 7{,}35$ und/oder $BE > -3{,}5$)	rel.	18,4 %	11,1 %	25 %	20 %	16,6 %	18,3 %
	EVG	10–30 %	0–48 %	3–65 %	3–56 %	0–64%	11–27 %
Respiratorische Alkalose	abs.	7		1	1		9
($pCO_2 < 35$ und/oder $BE > +3{,}5$)	rel.	10,7 %	–	12,5 %	10 %	–	9,1 %
	EVG	4–21 %		0–53 %	0–45 %		4–17 %
Metabolische Alkalose	abs.	5				2	7
($pH > 7{,}40$ und/oder $BE > +3{,}5$)	rel.	7,6 %	–	–	–	33,3 %	3–14 %
	EVG	3–17 %				4–78 %	3–14 %
Normal	abs.	12	4	1	2		19
	rel.	18,4 %	44,4 %	12,5 %	20 %	–	19,3 %
	EVG	10–30 %	14–79 %	0–53 %	3–56 %		12–29 %

lichem Wärmeverlust ausgesetzt. Die Adrenalininfiltration wurde bereits als Ursache der peripheren Mikrozirkulationsstörung mit abfallender Hauttemperatur genannt.
Unter fortlaufender Messung der Körpertemperatur mit einem Elektrothermometer über Rektalsonde halten wir die ausnahmslose Zufuhr körperwarmer Infusionslösungen und Transfusionen für eine wirkungsvolle Methode der Wärmezufuhr. An zweiter Stelle steht die Verwendung eines elektrischen Thermophors (Heizdecke), der allerdings nur auf die unteren Extremitäten gelegt werden kann. Diese Heizdecke führt aber häufig zu wesentlichen Störungen des EKG-Monitoring.
Die Blutgasanalyse eine Stunde postoperativ zeigt nur in wenigen Fällen eine metabolische Azidose, die man u. a. als Folge der Hypothermie werten kann (Tabelle 6). Viel häufiger findet sich eine kompensierte leichte respiratorische Azidose, vielleicht eine Folge des frühen Extubationstermins, der uns die Möglichkeit zur baldigen psychischen Führung der Patienten gibt.

6. Intraoperativer neurologischer Befund

Außer der Blutverlustphase ergab sich im Operationsverlauf eine 2. kritische Situation während und kurz nach der eigentlichen Wirbelsäulendistraktion. Nachdem von anderen Autoren auf neurologische Ausfälle im Bereich der unteren Extremitäten als mögliche Komplikation hingewiesen wurde (Beck'-Syndrom), haben wir uns dazu entschlossen, den Patienten kurz nach Durchführung der maximalen Distraktion in ein oberflächliches Anästhesiestadium kommen zu lassen, so daß auf Aufforderung beide Beine willkürlich bewegt werden können. Glücklicherweise haben wir bisher keine sensiblen oder motorischen Ausfälle festgestellt. Reaktionen des vegetativen Nervensystems, die sich in einem leichten Blutdruck- und Pulsabfall oder -anstieg äußerten, sahen wir bei 18 Patienten der Gruppe I/1. Die Aufwachphase gestaltete sich während der Neuroleptanalgesie und kombinierten Elektroakupunktur komplikationslos. Bei der Gruppe II/3,4,5 war diese Aufwachphase nicht erforderlich.

7. Risikofaktoren, Komplikationen

Schließlich hat uns bei dem Patientengut die Frage interessiert, in welchem Verhältnis Risikofaktoren zu Komplikationen einschließlich der postoperativen Phase *(3)* standen (Abb. 3).
Aus Gründen der zahlenmäßigen statistischen Vergleichbarkeit wurden Gruppe I/1, I/2 und Gruppe II/3,4,5 zusammengefaßt. Von den Harrington-Patienten hatten über 70 % den Risikofaktor L = Liegezeit länger als 1 Woche, über dessen Berechtigung sich diskutieren läßt.
3 Risikofaktoren zusammen fanden sich nur bei 9 Patienten von 71. Unter den Komplikationen dieser Gruppe standen abdominelle Beschwerden, Tachykardie und beide Faktoren kombiniert weit im Vordergrund. 21 % der Patienten waren komplikationsfrei, die Häufigkeit von 3 Komplikationsfaktoren zeigte sich nur bei 4 Patienten.
Die Gruppen des Kollektivs II zeigten einen relativ seltenen Risikofaktor L, dafür aber in einem Fall die Kombination von 5 Risikofaktoren. Risikofrei waren 5 von 27 Patienten.
Unter den Komplikationen dieser Gruppe fanden sich in 11 % tödliche Ausgänge. Das entspricht einer Mortalität bei der Gesamtzahl aller Wirbelsäulenoperationen von 2,6 %, bei der Zahl der ventralen Wirbelsäulenfusionen von 11 %. In 2 Fällen handelte es sich dabei klinisch um fulminante postoperative Lungenembolien, in einem Fall um die Ausbildung einer irreversiblen Schocklunge. Unter den anderen Komplikationen dieser Gruppe standen wieder Tachykardie und abdominelle Beschwerden weit im Vordergrund.

Zusammenfassend ziehen wir folgenden Schluß aus dieser Untersuchung: Das derzeit geeignete Anästhesie-Verfahren zur Durchführung von operativen Wirbelsäulenkorrekturen größeren Umfanges scheint die Neuroleptanalgesie zu sein. Die Diskussion „mit oder ohne Adrenalininfiltration" ist noch nicht abgeschlossen. Der Blutverlust wird im wesentlichen von der Zahl der Segmente bestimmt, die wieder die Operationszeit und Anästhesiezeit beeinflußt. Ein mäßiges Volumendefizit scheint uns eine wirksame Blutungsdrossel zu sein. Es werden nur körperwarme Flüssigkeiten infundiert. Die Korrektureingriffe mit ventralem Zugang unterscheiden sich von denen mit dorsalem Zugang durch kürzere Operationszeiten, geringeren Blutverlust, aber auch schwerere Komplikationen postoperativ. Nur in dieser Gruppe fanden sich 3 tödliche Verläufe.
Mit Zufriedenheit dürfen wir betonen, daß bei den 113 korrigierenden Wirbelsäuleneingriffen keine neurologischen Ausfälle in der Folge der Operation gesehen wurden, ebenso keine Gerinnungsstörungen intra- und postoperativ.

RISIKOFAKTOREN — KOMPLIKATIONEN

I.1. HARRINGTON N = 71

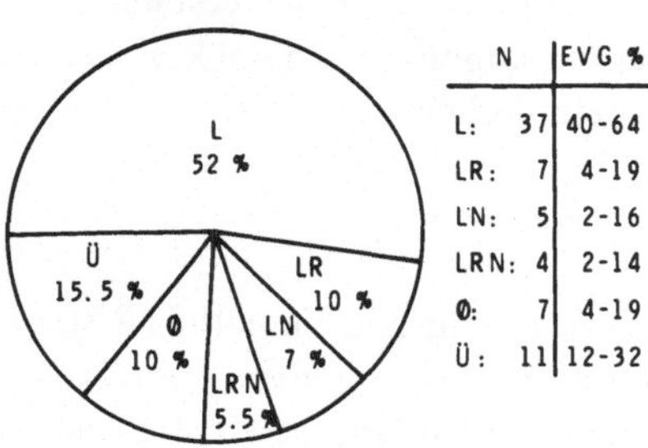

	N	EVG %
L:	37	40-64
LR:	7	4-19
LN:	5	2-16
LRN:	4	2-14
Ø:	7	4-19
Ü:	11	12-32

Übrige Risikofaktoren, jeder < 3 %:
LC, LK, LRP, LRV, LNV, LTV, LCV, A, C

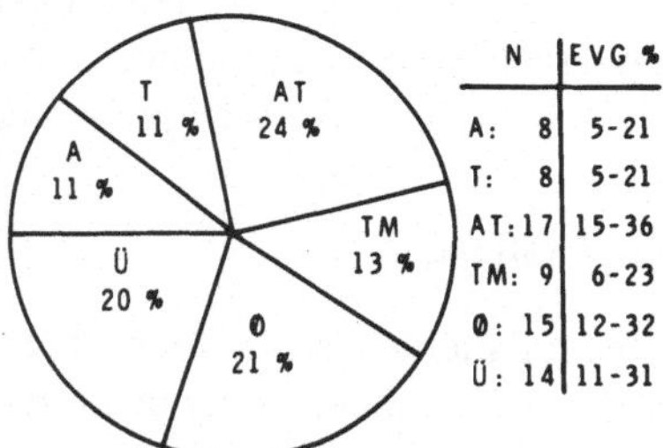

	N	EVG %
A:	8	5-21
T:	8	5-21
AT:	17	15-36
TM:	9	6-23
Ø:	15	12-32
Ü:	14	11-31

Übrige Komplikationen, jede < 3 %:
D, AN, TP, AM, H, DHM, TV, AV, M, AH, ATM, V, ATP, ATM, N

I.2. ANDERE DORSALE FUSIONEN N = 15

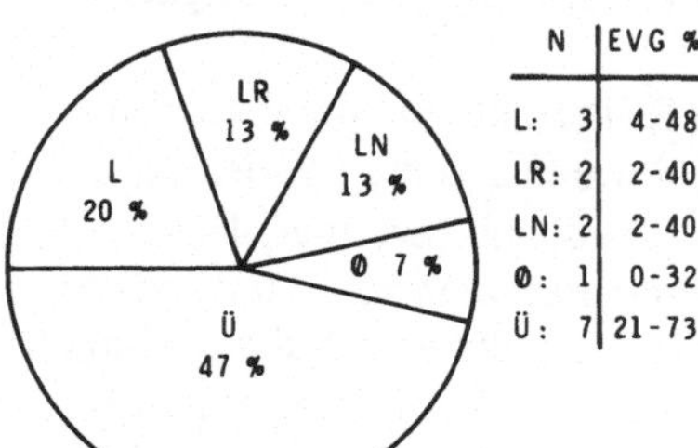

	N	EVG %
L:	3	4-48
LR:	2	2-40
LN:	2	2-40
Ø:	1	0-32
Ü:	7	21-73

Übrige Risikofaktoren, jeder < 7 %:
LT, LV, RN, RA, RC, C, RKC

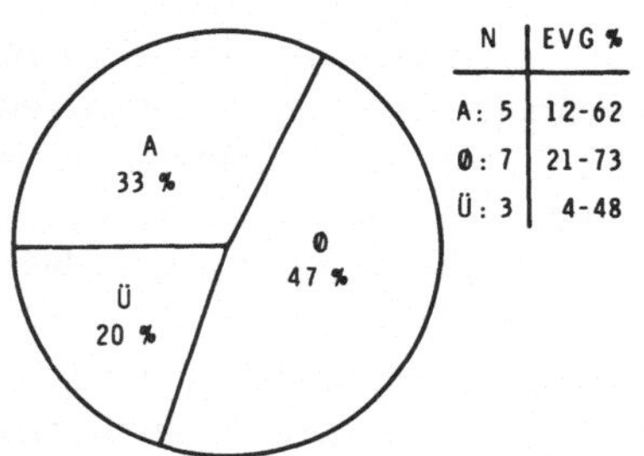

	N	EVG %
A:	5	12-62
Ø:	7	21-73
Ü:	3	4-48

Übrige Komplikationen, jede < 7 %:
AT, TH, N

II.3. ZWEIHÖHLEN- 4. TRANSTHORAKAL- 5. LUMBAL-RETROPERITONEAL - EINGRIFFE
N = 27

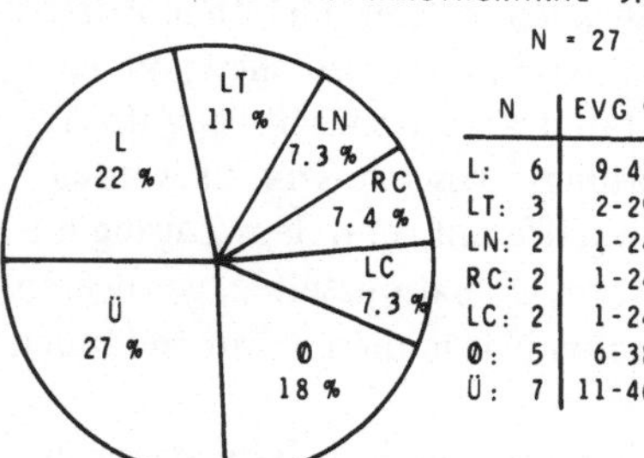

	N	EVG %
L:	6	9-42
LT:	3	2-29
LN:	2	1-24
RC:	2	1-24
LC:	2	1-24
Ø:	5	6-38
Ü:	7	11-46

Übrige Risikofaktoren, jeder < 4 %:
TV, TN, LV, LRKNC, LRC, TA, C_2H_5OH

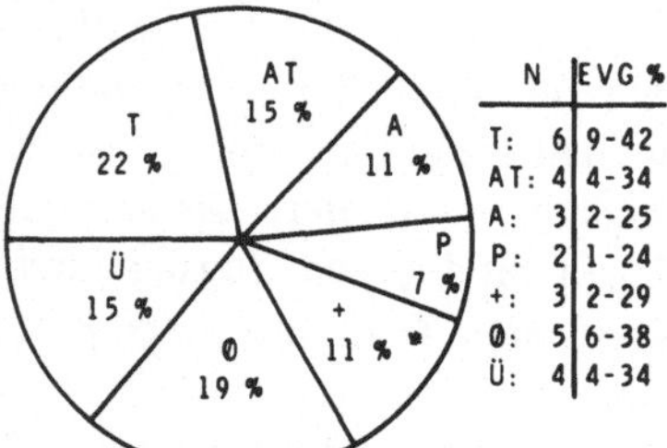

	N	EVG %
T:	6	9-42
AT:	4	4-34
A:	3	2-25
P:	2	1-24
+:	3	2-29
Ø:	5	6-38
Ü:	4	4-34

Übrige Komplikationen, jede < 4 %:
B, PC, AE, N

* aus Gruppe 3 und 4

Abb. 3. Vergleich von Risikofaktoren mit Komplikationen in drei zahlenmäßig verwertbaren Bereichen. Symbolschlüssel: *Risikofaktoren*: A Allergien; C Congenitale Mißbildungen; C_2H_5OH Alkoholabusus; K Kreislaufstörungen; L Bettruhe länger als eine Woche; N Neurologische Krankheiten (Lähmungsskoliose); P Psychosyndrom; R Restriktive Ventilationsstörung; T Tumoren; V Voroperationen; *Komplikationen*: A Abdominelle Beschwerden (Erbrechen, Kolik, Magenblutung); B Bluttransfusionszwischenfall; C Cardialer Stillstand; D Materialdefekt (Stabbruch, Hakenausriß); E Elektrolytstörung; H Hypotone Krisen; M Medikamentenreaktion (allerg.: Penicillin, Anästhetikum); N Neurologische Alterationen (unabhängig vom op. Eingriff); P Pulmonalinsuffizienz (Hämato-, Pneumo-, Sero-thorax, Pulmonalinfarkt); T Tachykardie (mehr als 120/min.); V Volumenverlust (stark, akut); + Tödliche Komplikationen

Literatur

1. Abtahi, M., Pflüger, G.: Die Narkoseführung bei dorsaler Spondylodese. Vortrag wissenschaftl. Sitzung der Österr. Ges. für Anaesthesiologie und Reanimation am 16.4.74 in Klagenfurt
2. Balogh, D., Hackl, M.: Probleme der intraoperativen Laktatgabe. Vortrag Jubiläumssymposium der Österr. Ges. für Anaesthesiologie und Reanimation, 5./6.11.1976 in Wien
3. Bauer, R., Kroesen, G., Geir, W.: Postoperative Überwachung und Intensivtherapie nach orthopädischen Wirbelsäuleneingriffen. Vortrag 63. Tagung der DGOT 14.–17.10.76 in Wiesbaden
4. Dwyer, A.F., Newton, N.C., Sherwood, A.A.: An anterior approach to scoliosis. Clin. Orthop. *62*, 192 (1969)
5. Hack, G., Schraudenbach, T., Rommelsheim, K., Freiberger, K.U., Picht, U.: Spezielle Anaesthesieprobleme bei der operativen Skoliosebehandlung nach Harrington. Prakt. Anaesthesie *2*, 81 (1976)
6. Harrington, P.R.: Treatment of scoliosis, correction and internal fixation by spine-instrumentation. J. Bone Surg. *44*, 591 (1962)
7. Lienert, G.A.: Verteilungsfreie Methoden. Meisenheim: Anton Hain 1973
8. Meznik, F.: Zur Frage der Minderung des Blutverlustes bei Skolioseperationen. Z. Orthop. *108*, 390 (1970)
9. Pasteyer, J., Mercks, J., Jansen, B., Rigault, P., Pouliquen, J.C.: Anesthesia and reanimation during surgery of scoliosis according to the method of Harrington. Anesth. Anal. Rean. *31*, 379–395 (1974)
10. Siegel, S.: Nonparametric statistics. Kogakusha: Mac Graw-Hill 1956

Entwicklung einer Methode von Akupunkturanalgesie in der Orthopädie und Traumatologie im operativen Routinebetrieb

F. Rosenberger

An der orthopädischen Klinik Lindenlohe konnten eigene früher begonnene Arbeiten auf dem Gebiet der Akupunkturanalgesie – Elektrostimulation der betreffenden Ohrregion bzw. Meridianblockade im entsprechenden Operationsgebiet – fortgesetzt und darüber hinaus auch gewisse Akupunkturpunkte mit Allgemeinwirkung in Richtung Analgesie und Sedierung untersucht werden.

In unserer Serie von 168 Akupunkturanalgesien ging dabei die Suche dahin, chemische Narkosemittel so weit als möglich zu reduzieren und dafür die Akupunkturanalgesie einzusetzen bzw. eine Sedierung durch Akupunktur zu erreichen. Dabei wurden neben der routinemäßig laufenden Ohr- und Körperakupunkturanalgesie vor allem der NP 28 und der Ein- und Durchschlafpunkt am Ohr näher untersucht.

Wird der NP 28 beidseits elektrostimuliert, zeigt sich eine deutliche Sedierung des Patienten, wobei der Zustand am besten als „relaxed" zu bezeichnen ist. Fast die gleiche Wirkung geht über den Ein- und Durchschlafpunkt am Ohr. Auch wird der Tubus so gut toleriert.

Bei 74 Patienten haben wir diese Elektrostimulation des NP 28 neben Ohr- bzw. Ohr- und Körperakupunkturanalgesie angewendet (EAAS). Die Patienten, mit 0,5 mg Atropin und 2,5–5,0 mg DHB prämediziert – Kinder je nach Alter entsprechend mit Atosil und Atropin – werden mit 1 mg/kg Ketamin eingeleitet, dazu werden 10–20 mg Valium und bis zu 60 mg Fortral gegeben und, wenn erforderlich, relaxiert, intubiert und kontrolliert beatmet. Das Atemgas war $O_2 : N_2O = 3 : 3$ bis $7 : 0$ l/min. Ein Halothanzusatz ist nicht erforderlich. Die Patienten, während der Operation oft auch über 2 Stunden Dauer gut sediert, sind sofort nach Abschaltung der Stimulation des NP 28 voll ansprechbar, wissen aber von der Operation praktisch nichts.

In weiteren 19 Fällen wurde eine reine Pharma-Akupunktur nach oben angeführter Prämedikation des Patienten ca. 1/2 Stunde vor Operationsbeginn mit je 5 mg Valium und 0,5 mg/kg Ketamin in den NP 28 links und rechts durchgeführt. Zur Operation brauchen die Patienten manchmal noch geringe Mengen Valium, als Atemgas erhielten sie $O_2 : N_2O = 4 : 2$ l/min. bzw. reinen Sauerstoff. Diese Sedierung hält sehr lange, bis zu 3 Stunden, an. In 23 Fällen wurde die Pharma-Akupunktur (PhA) mit elektrostimulierter Akupunkturanalgesie (EAA) kombiniert (Ohr- bzw. Ohr- und Körperanalgesie). Das Atemgas war hier praktisch reiner Sauerstoff.

Die wohl am besten wirkende Kombination ist wie folgt:

Nach obiger Prämedikation erhält der Patient 30 Min. vor Operationsbeginn je 5 mg Valium und 15 mg Fortal in den NP 28 links und rechts. Nach auf diese Weise erzielter guter Sedierung erfolgt die Einleitung mit 0,5 bis 1,0 mg/kg Ketamin, und wenn nötig, wird unter Relaxierung intubiert und auch kontrolliert beatmet. Nach Nadelung und Elektrostimulation des NP 28 bds. oder des Ein- und Durchschlafpunktes am Ohr und einer Analgesie über Ohr- oder Ohr- und Körperpunkte (PhA + EAAS bzw. AEAAS) wird auch bei stundenlangen Operationen eine gute Analgesie und Sedierung aufrechterhalten. Das Atemgas ist hier $O_2 : N_2O = 3 : 3$ bis $7 : 0$ l/min. Die Patienten sind präoperativ so gut sediert, daß sie trotz aktiver Mitarbeit beim Umlagern auf den Operationstisch meistens vom Operationssaal nichts wissen und postoperativ trotz Ansprechbarkeit beim Verbinden und Gipsen erst das Aufwachen im Zimmer in Erinnerung haben.

Bei den Akupunkturanalgesien wurden folgende Eingriffe durchgeführt: Becken-, Ober- und Unterschenkelosteotomien, Einsetzen von Gelenkprothesen, Verplattungen und Marknagelungen an oberer und unterer Extremität, ebenso Arthrotomien, Synovektomien, Sehnenplastiken, Nervenrevisionen, Hautplastiken, Dupuytren'sche Kontrakturen, Operationen nach Eden-Hybinette, und diverse kleinere Eingriffe.

Viele alte Patienten bei uns hatten schwere Störungen des pulmonalen, kardiovaskulären oder renalen Systems oder auch schwere Leberschäden, so daß von interner Seite oft nur eine bedingte Operationsfreigabe kam. Auch sie haben zum Teil schwere operative Eingriffe so gut überstanden, daß sie postoperativ ohne Aufwachraum und ohne Intensivstation direkt in ihr Zimmer gelegt werden konnten.

Mit 7 Mißerfolgen liegen wir unter 5 %, wobei neben zwei Fällen mit falscher Nadelsetzung zur Analgesie (Manschette für Blutleere bei Ohrakupunkturanalgesie nicht berücksichtigt) 5 Alkoholiker waren. Letztere sprechen nach unserer Erfahrung besonders spät auf Akupunkturanalgesie an.

Andererseits in bis zu 33 % der Fälle beschriebene Unannehmlichkeiten für die Patienten und/oder den Operateur kamen bei uns in geringerem Ausmaß vor. In ca. 10–15% kam es ab und zu zu leichten Bewegungen seitens des Patienten, was vom Operateur nicht geschätzt wird. Unangenehme Sensationen des Patienten haben wir durch Einsatz des NP 28 fast völlig ausgeschaltet. Nur 3 Patienten hörten Klopfen oder Sägen, hatten dabei aber keine Schmerzen und ließen sich ohne weiteres nochmals in derselben Form anästhesieren.

Es scheint uns sehr wichtig, auch die Akupunkturanalgesie genau zu dokumentieren, sowohl Ein- und Ausschaltzeitpunkt, genaue Registrierung der Punkte und Ohrregionen, Frequenzen und Milliampere.

Wir sind mit unserer Methode der PhA + EAAS oder PhA + AEAAS so zufrieden, daß wir diese bei nunmehr 65 % all unserer Anästhesien anwenden. Das Wohl der Patienten in erster Linie im Auge, ist dabei auch die Reduzierung der Anästhesiekosten auf 20–25 % anderer Verfahren nicht außer Acht zu lassen.

2. Wissenschaftliche Sitzung: Intensivtherapie

Vorsitz: K. Steinbereithner

Flunitrazepam (Rohypnol) und Diazepam (Valium): Ihr Einfluß auf die Atmung in einer vergleichenden Studie

A. Benke, A. Balogh und B. Reich-Hilscher

Sowohl Rohypnol als auch Valium weisen atemdepressive Eigenschaften auf, wobei die Atemhemmung vor allem nach intravenöser Verabreichung ersichtlich wird *(2, 4, 10, 11, 16, 18, 19, 21, 22, 29, 30, 31)*. Die vorliegenden Untersuchungen wurden in Angriff genommen, weil eine komparative Studie der beiden Diazepamabkömmlinge über den Einfluß auf die Atmung, bei welcher annähernd äquipotente Dosen angewendet wurden, bisher nicht vorliegt. Zudem gibt es nur wenig Publikationen *(2, 7b, 25, 33)*, deren Beobachtungsergebnisse von gesunden oder nicht vorbehandelten Testpersonen herrühren. Schließlich schien die unterschiedliche Beurteilung von Valium in Hinblick auf die Atmung *(1, 3, 5, 6, 7a, 8, 9, 12, 15, 20, 24, 26)* einer kritischen Überprüfung wert.

Methodik

I. Die Untersuchungen wurden an sportlich trainierten Freiwilligen durchgeführt, die im Alter zwischen 19 und 25 Jahren standen und deren Atemfunktionen und Blutgaswerte in Ruhe und nach Belastung eingehend untersucht wurden; Probanden, deren Atemkurven Adaptationsschwierigkeiten oder emotionelle Einflüsse erkennen ließen, wurden als nicht lungengesund *(17)* ausgeschieden. Zur Auswertung standen schließlich Meßergebnisse von 7 Testpersonen zur Verfügung.

II. Zur Beurteilung dienten spirometrische Aufzeichnungen (registriert mit Hilfe des Siemens Siregnost FD 40), wobei die Atmungsparameter unmittelbar vor Versuchsbeginn sowie nach Ende der Injektion der zu untersuchenden Substanz zum Vergleich herangezogen wurden; die Blutgaswerte P_{O_2} und P_{CO_2} sowie das pH (aus Kapillarblut vom hyperämisierten Ohrläppchen) wurden unmittelbar vor Versuchsbeginn, sodann 2,5 und 10 min nach Beendigung der Injektion unter Verwendung der AVL- bzw. Astrup-Methode bestimmt.

III. Die Versuchsanordnung wurde durch eine CO_2-Provokation (in Anlehnung an die Methode von Engineer et al. *(13)*) zusätzlich erweitert, wobei der Proband ein Gemisch von 5 % CO_2 und 95 % O_2 im Flow von 30 l/min über ein Nichtrückatemventil solange atmete, bis sich sein Atemminutenvolumen ($\dot{V}_T$) verdoppelte. Die CO_2-Zufuhr erfolgte nicht eher, bis sich die durch die Diazepamderivate ausgelösten Atemveränderungen rückgebildet hatten, zum Vergleich diente die Reaktionszeit.

IV. Folgende Substanzen, die jeweils unverdünnt intravenös während zweier Minuten injiziert wurden, waren Gegenstand der Untersuchung:

1. Valium (Ampullen) in einer Dosierung von 0,4 mg/kg, (4,8–6,4 ml. dem Körpergewicht entsprechend).
2. Rohypnol, das in 1 ml-Ampullen, enthaltend 2 mg, durch Hinzufügen von 1 ml Diluens unmittelbar vor Beginn des Versuches für die Injektion hergestellt und in einer Dosierung von 0,03 mg/kg verabreicht wurde.
3. Das Lösungsmittel von Valium („Placebo-Valium-Lösung"), nachfolgend „Diluens" genannt; es enthält Propylenglycol 0,4 ml (414 mg), Aethylalkohol 0,1 ml (85,4 mg), Benzylalkohol 15,7 mg, sowie Aqua ad 1 ml. Hiervon erhielt jede Testperson 0,08 ml/kg

(4,8–6,4 ml, bezogen auf das Körpergewicht). Zur Komplettierung der Untersuchung wurde die Wirkung von Diluens gegenüber einer physiologischen NaCl-Lösung als Placebo verglichen.

Infolge der langen Halbwertszeit der Substanzen war es erforderlich, den Zweit- und Drittversuch nicht früher als nach Ablauf von 8 Tagen anzusetzen, die Einteilung erfolgte randomisiert.

V. Zur statistischen Auswertung der Ergebnisse wurde eine Zweiweg-Varianzanalyse – mit einem festen Faktor (Behandlungen mit den zu untersuchenden Substanzen 1,2 und 3 und einem zufälligen Faktor (Versuchsperson 1–7) – eingesetzt; es handelt sich dabei um den „korrekten" F-Test des DQ (Durchschnittsquadrates bzw. MS = Mean Square) für Behandlungen gegen das DQ für die Wechselwirkung „Behandlungen x Versuchspersonen" *(28)*[1]. Die Zahlenangaben umfassen Mittelwert ($\overline{x}$) und Streuung (s).

Ergebnisse

I. Das Verhalten der Atmungsparameter sowie der Blutgase nach Injektion der zu untersuchenden Substanzen wird aus Tabelle 1 und 2 ersichtlich, ihre statistische Auswertung ist in Tabelle 3 dargestellt.

Es zeigt sich, daß Valium („1") das Atemzugvolumen signifikant verringert, zugleich die Frequenz signifikant steigert, so daß das Atemminutenvolumen kaum beeinflußt wird. Rohypnol („2") bewirkt statistisch signifikante Verringerungen des $\dot{V}_T$ wie auch des V_E, ohne daß die zugleich eintretende Frequenzerhöhung in der Lage wäre, die Atemdepression zu kompensieren. Durch Diluens („3") wird vor allem das Atemvolumen – bei geringer Frequenzsteigerung – statistisch nachweislich erhöht, die Steigerung des AMV ist sekundär; (die Differenz ist ebenfalls statistisch signifikant).

Der Sauerstoffpartialdruck P_{O_2} wird durch Valium und Rohypnol signifikant vermindert, hingegen durch die Injektion von Diluens signifikant ($P < 0,001$) erhöht; zugleich entsteht eine respiratorische Azidose (charakterisiert durch erhöhte CO_2-Partialdrucke und pH-Verminderungen), signifikant mit einem $P < 0,001$, welche durch die Diazepamabkömmlinge ausgelöst wurde; Diluens bewirkt eine respiratorische Alkalose, ebenfalls mit $P < 0,001$ statistisch signifikant.

II. Das Verhalten der Reaktionszeit unter CO_2-Provokation nach Injektion von Valium und Rohypnol ist in Tabelle 4 dargestellt; zum Vergleich wird jene Zeit (sec) herangezogen, innerhalb welcher das Atemminutenvolumen um 100 % zunimmt. Während Valium lediglich eine geringe Verzögerung bewirkt, ist die Reaktionszeit nach Rohypnol gegenüber der Kontrolle signifikant verlängert.

III. Die Injektion von Diluens führt vielfach zu einem Erythem im Gesicht, zum Teil entstehen Wärmegefühl oder Sensationen im Bereich der Vene proximal der Punktionsstelle.

IV. Zur Ergänzung der Befunde wurde der Einfluß von Diluens auf das Atemminutenvolumen gegenüber physiologischer NaCl-Lösung als Placebo verglichen. Auch hier zeigte sich eine signifikante ($P < 0,001$) Steigerung des $\dot{V}_T$ nach Diluens, wobei die Zunahme in der Kochsalz-Gruppe 2,76 im Zuge der Hauptuntersuchung 3,07 l/min durchschnittlich betrug.

---

1 Herrn Doz. Dr. Baur (Institut für Medizinische Statistik der Universität Wien) sind wir seines Beistandes wegen sehr zu Dank verpflichtet

Tabelle 1. Verhalten der Atmungsparameter nach Valium und Rohypnol. Die Meßwerte des $\dot{V}_T$ sind in Litern pro Minute, die des V_E in ml angegeben. 1 = Valium, 2 = Rohypnol, 3 = Diluens; n (Anzahl der Probanden) ist jeweils 7

		$\dot{V}_T$ (l/min)		V_E (ml)		f	
1	$\bar{x}$	9,67	9,39	682,86	480,00[b]	14,57	19,71[a]
	s	0,95	1,45	141,62	78,53	2,51	2,43
2	$\bar{x}$	9,79	7,94[b]	665,49	388,37[b]	14,86	20,29[a]
	s	1,18	1,38	118,72	57,57	1,77	1,25
3	$\bar{x}$	9,87	12,94[b]	708,57	874,29[b]	14,00	15,00
	s	1,94	2,30	82,95	155,23	2,65	2,65

[a] $P<0.05$
[a] $P<0.001$

Tabelle 2. Verhalten der Blutgase nach Valium und Rohypnol. Die Meßwerte des P_{O_2} und des P_{CO_2} sind in Torr angegeben. 1 = Valium, 2 = Rohypnol, 3 = Diluens; n (Anzahl der Probanden) ist jeweils 7

		P_{O_2}		P_{CO_2}		pH	
1	$\bar{x}$	91,57	76,00[b]	38,71	42,71[b]	7, 437	7,412[b]
	s	13,29	21,62	1,80	2,21	0,01	0,02
2	$\bar{x}$	88,71	71,43[b]	40,43	46,71[b]	7,413	7,386[b]
	s	9,05	10,71	1,81	3,59	0,02	0,03
3	$\bar{x}$	89,86	103,71[b]	36,71	34,71	7,410	7,451[b]
	s	5,90	12,87	2,29	1,98	0,03	0,03

[b] $P<0.001$

Tabelle 3. Ergebnisse der Varianzanalyse (n = 7; $\Delta\bar{x}$ = Differenz der Mittelwerte, und zwar nach Verabreichung von $_1$ = Valium, $_2$ = Rohypnol, $_3$ = Diluens; DQ = Durchschnittsquadrat; F-Werte: bei 0,05 >3,89, bei 0,001 >12,97)

	$\dot{V}_T$			V_E			f		
	$\Delta\bar{x}_1$	$\Delta\bar{x}_2$	$\Delta\bar{x}_3$	$\Delta\bar{x}_1$	$\Delta\bar{x}_2$	$\Delta\bar{x}_3$	$\Delta\bar{x}_1$	$\Delta\bar{x}_2$	$\Delta\bar{x}_3$
	0,29	1,84	−3,07	202,9	275,7	−165,7	−5,04	−5,43	−1,00
DQ		0,965			12327,8			7,22	
$F_{2,12}$		45,75[b]			31,94[b]			5,95[a]	
	P_{O_2}			P_{CO_2}			pH		
	$\Delta\bar{x}_1$	$\Delta\bar{x}_2$	$\Delta\bar{x}_3$	$\Delta\bar{x}_1$	$\Delta\bar{x}_2$	$\Delta\bar{x}_3$	$\Delta\bar{x}_1$	$\Delta\bar{x}_2$	$\Delta\bar{x}_3$
	15,6	17,3	−13,9	4,00	6,29	−2,00	2,43	2,71	−4,14
DQ		98,4			6,91			3,72	
$F_{2,12}$		21,81[b]			18,54[b]			28,30[b]	

[a] $p < 0,05$
[b] $p < 0,001$

Tabelle 4. Verhalten der Reaktionszeit unter CO_2-Provokation nach Valium und Rohypnol

CO_2-Provokation, Valium $\dot{V}_T$ + 100 % (sec)			CO_2-Provokation, Rohypnol $\dot{V}_T$ + 100 % (sec)		
	Kontrolle	Valium		Kontrolle	Rohypnol
$\bar{x}$	88,75	91,25	$\bar{x}$	85,00	117,50[a]
s	21,00	29,00	s	23,90	26,05

[a] $p < 0,05$

Diskussion

Für die Entwicklung der Versuchsanordnung waren zwei Faktoren von Bedeutung:

1. Die Anwendung eher höherer Dosen intravenös (Valium 0,4 mg/kg, Rohypnol 0,03 mg/kg), die man allerdings nicht als äquipotent, sondern besser als äquinarkotisch bezeichnen sollte, wobei die Injektion an nicht Vorbehandelten erfolgte.
2. Die Selektion der Probanden auf Grund der Lungenfunktion. Sie führte dazu, daß die Testpersonen, jeweils eine erhöhte Kapazität aufweisend, im Zuge der Untersuchungen sehr ähnlich – eventuell einem homogenen Kollektiv entsprechend – reagierten.

Der Einfluß von Valium auf die Atmung ist durch eine Verminderung des V_E bei gleichzeitiger Frequenzerhöhung gekennzeichnet; eine gesteigerte Totraumatmung kommt eventuell zur Beobachtung *(25)*. Meist bleibt das AMV unverändert, gelegentlich kommt es zu geringen Steigerungen *(16, 18, 27)*. Eine Erhöhung der P_{CO_2}-Werte ist nach 0,14 mg/kg fakultativ *(7a, 33)*, nach 0,4 bzw. 0,7 mg/kg obligat *(2, 25)*. Das Verhalten des Sauerstoffpartialdruckes wird unterschiedlich beurteilt: Es fehlen signifikante Veränderungen *(25, 33)* und nebst Verminderung wird z. B. nach Cardioversion auch Erhöhung *(20)* beobachtet. Somit wird durch die langsame Injektion von Valium – im Gegensatz zu Rohypnol – in den ersten Minuten nach dessen Anwendung eine Atemdepression nicht zu erwarten sein; allerdings ist Vorsicht geboten bei Vorliegen obstruktiver Lungen- oder kardiovaskulärer Erkrankungen, im Senium oder im Falle der Vorbehandlung mit Opiaten, Barbituraten u. ä. Jedenfalls scheint Valium die CO_2-induzierte Steuerung der Atmung, wie die vorliegenden Untersuchungen zeigen, kaum zu beeinflussen.

Die atemdepressiven Eigenschaften von Rohypnol konnten erwartungsgemäß bestätigt werden; dies geht einerseits aus dem Verhalten der Atemkurven und der Blutgase, andererseits aus der signifikant verlängerten Reaktionszeit nach CO_2-Provokation hervor. Da die Veränderungen ihre Maxima 2–10 min nach der Injektion erreichen, sind sie für die anästhesiologische Praxis von sekundärer Bedeutung.

Nachdem Parkes *(23)* Atemsteigerungen und bronchodilatatorische Effekte beobachten konnte, die im Experiment durch das Lösungsmittel von Valium ausgelöst worden waren, wollten wir es (als „Diluens") in die Untersuchungen miteinbeziehen. Tatsächlich bewirkte Diluens infolge einer „vertieften" Atmung (V_E + 23 %) bei geringer Frequenzerhöhung eine signifikante Zunahme des $\dot{V}_T$ (+ 31 %). Schwierig ist es zu entscheiden, von welchem der drei im Diluens enthaltenen Wirkstoffe die Atemstimulierung ausgeht: Propylenglycol scheidet, da hinreichend untersucht *(32)*, aus, Aethylalkohol kommt auf Grund der Dosierung nicht in Frage, so daß Benzylalkohol – per exclusionem – dafür kompetent erscheint; da Benzylalkohol nicht wasserlöslich ist, entzieht sich das Problem einer weiteren Untersuchung. Ebenso bleibt die Frage offen, ob nicht im Falle einer valiumbedingten Atemdepression die Hemmung durch die atemsteigernden Eigenschaften von Diluens antagonisiert wird.

Zusammenfassung

An lungengesunden Freiwilligen wurde mit Hilfe spirometrischer Aufzeichnungen und Blutgasanalysen das Verhalten der Atmung nach i. v. verabreichtem Valium (0,4 mg/kg) und Rohypnol (0,03 mg/kg) untersucht; zugleich wurde auch das Lösungsmittel von Valium in einer Dosierung von 0,08 ml/kg geprüft. Außerdem wurde ein CO_2-Provokationstest durchgeführt.

Die vergleichenden Untersuchungen lassen erkennen, daß innerhalb der ersten 10 min

1. Valium das Atemminutenvolumen kaum beeinflußt, Rohypnol eine signifikante Verminderung, Diluens eine statistisch nachweisliche Erhöhung bewirkt.
2. Valium und Rohypnol verursachen beide eine Verringerung der P_{O_2}- und Erhöhung der P_{CO_2}-Werte, die Veränderungen sind signifikant; Diluens hingegen bewirkt eine Erhöhung des O_2-Partialdruckes und löst eine respiratorische Alkalose aus.
3. Rohypnol verzögert im Vergleich zu Valium signifikant die CO_2-bedingte Hyperventilation.

Literatur

1. Bell, D.S.: Dangers of treatment of status epilepticus with diazepam. Brit. Med. J. 1969 I, 159–161
2. Benke, A., Balogh, A., Reich-Hilscher, B.: Der Einfluß von Flunitrazepam (Rohypnol) auf die Atmung. Wien. klin. Wschr. *87*, 656–658 (1975)
3. Brauninger, G., Ravin, M.: Respiratory arrest following intravenous valium. Ann. Ophth. *6*, 805–806 (1974)
4. Brown, S.S., Dundee, J.: Clinical studies of induction agents. XXV. Diazepam. Brit. J. Anaesth. *40*, 108–112 (1968)
5. Bühlmann, A.A., Rossier, P.H.: Klinische Pathophysiologie der Atmung. Berlin, Heidelberg, New York: Springer 1970
6. Buskop, J.J., Price, M., Molnar, I.: Untoward effect of diazepam. N. Engl. J. Med. *277*, 316 (1967)

7a. Catchlove, R.F.H., Kafer, E.R.: The effects of diazepam on respiration in patients with obstructive pulmonary disease. Anesthesiology *34*, 14–18 (1971)

7b. Catchlove, R.F.H., Kafer, E.R.: The effects of diazepam on the ventilatory response to carbon dioxide and on steady – state gas exchange. Anesthesiology *34*, 9–13 (1971)

8. Dalen, J.E., Evans, G.L., Banas, J.S., Jr., Brooks, H.L., Paraskos, J.A., Dexter, L.: The hemodynamic and respiratory effects of diazepam (Valium). Anesthesiology *30*, 259–263 (1969)
9. Denaut, M., Yernault, J.C., De Coster, A.: Double – blind comparison of the respiratory effects of parenteral lorazepam and diazepam in patients with chronic obstructive lung disease. Curr. Med. Res. Op. *2*, 611–615 (1975)
10. Dieckmann, W., Frank, W., Schlotter, C.: Der Einfluß von Rohypnol auf die Atmung. Bisherige Erfahrungen mit Rohypnol (Flunitrazepam) in der Anästhesiologie und Intensivtherapie, S. 64–71. Basel Editiones Roche 1976
11. Duarte, D.F., Gesser, N., Linhares, S., de Oliveira, A.A.M.: Ro 5 – 4200 – Emprego em inducão anestesica. Proc. XIX. Cong. Bras. Anestesiol. Fortaleza 166, 1972
12. Du Cailar, J., Rioux, J., Marres, F., Roquefeuil, B., Lefebvre, F.: Effects du diazepam (Valium) sur la ventilation et la consommation d' oxygene. Proc. Congr. Anesth. Athen 1965
13. Engineer, S., Zindler, M., Anheier, H.: Vergleichende Untersuchung von Pentazocin und Pethidin bezüglich der Analgesie und Atemdepression, S. 318–321: Schmerz – Grundlagen – Pharmakologie – Therapie. Stuttgart: Thieme 1972
14. Geisler, L., Herber, D.: Untersuchungen über den Einfluß einiger häufig verwendeter Pharmaka auf die Erregbarkeit des Atemzentrums beim Menschen. Therapiewoche *47*, 1941–1943 (1967)
15. Greenblatt, D.J., Koch-Weser, J.: Adverse reactions to intravenous diazepam. Am. J. Med. Sci. *266*, 261–266 (1973)
16. Hellewell, J.: Induction of anaesthesia with diazepam. Diazepam in anaesthesia, S. 47–51. Bristol: Wright and Sons 1968
17. Herzog, H.: Atmung und Emotion. Muskel und Psyche, Symp. Wien 1963, S. 237–253. Basel, New York: Karger 1964
18. Hollis, D.A.: Diazepam as an induction agent. II. Diazepam in anaesthesia, S. 60–65. Bristol: Wright and Sons 1968
19. Hunter, A.R.: Diazepam (Valium) as a muscle relaxant during general anaesthesia: A pilot study. Brit. J. Anaesth. *39*, 633–637 (1967)
20. Kernohan, R.J.: Diazepam in cardioversion. Lancet *1966 I*, 718
21. Lecron, L., Levy, D., Collard, C., Delville, F., Toppet, E.: Etude clinique preliminaire d'une nouvelle benzodiazepine, le RO 5–4200, en anesthesie. Ars Medici (belg.) *27*, 1269–1285 (1972)
22. Maspoli, M.: Le valium, son action sur la respiration. Schweiz. Med. Wschr. *97*, 320–324 (1967)
23. Parkes, M.W.: The pharmacology of diazepam. Diazepam in anaesthesia, S. 1–7. Bristol: Wright and Sons 1968
24. Perisho, J.A., Buechel, D.R., Miller, R.D.: The effect of diazepam (valium) on minimum anaesthetic requirement (MAC) in man. Can. Anaesth. Soc. J. *18*, 536–540 (1971)
25. Rao, S., Sherbaniuk, R.W., Prasad, K., Lee, S.J.K., Sproule, B.J.: Cardiopulmonary effects of diazepam. Clin. Pharmacol. Ther. *14*, 182–189 (1973)
26. Ravin, M.B.: Intravenous valium and cardiopulmonary arrest. Hosp. Form. Managem. *7*, 46 (1974)
27. Rollason, W.N.: Diazepam as an intravenous induction agent for general anaesthesia. Diazepam in anaesthesia, S. 70–73. Bristol: Wright and Sons 1968
28. Scheffe, H.: The analysis of variance, S. 261 ff. New York: Wiley 1959

29. Stovner, J., Endresen, R.: Intravenous anaesthesia with diazepam. Proc. 2nd Europ. Congr. Anaesth., Copenhagen 1966, Acta Anaesth. Scand. Suppl. XXIV, S. 223–227
30. Vega, D.E.: Inducción del sueño anestésico con un nuevo derivado benzodiazepinico. Rev. Urug. Anestesiol. *5*, 41–44 (1971)
31. Yong Kwak Il, Myung Chull Yoo: The effects of flunitrazepam, a new benzodiazepine derivative, upon respiration, circulation and acid – base balance in man. J. Korean Soc. Anaesth. *1*, 31–37 (1973)
32. Zaroslinski, J.F., Browne, R.K., Possley, L.H.: Propylene glycol as a drug solvent in pharmacologic studies. Toxicol. Appl. Pharmacol. *19*, 573–578 (1971)
33. Zsigmond, E.D., Flynn, K., Martinez, O.A.: Diazepam and meperidine on arterial blood gases in healthy volunteers. J. Clin. Pharmacol. *14*, 377–381 (1974)

Qualitative Untersuchung der Lungenbelüftung mittels der Rheographie

H. Benzer, G. Altmann, S. Fitzal, A. Geyer, W. Goldschmid, W. Haider, G. Pauser, K. Polzer und F. Schuhfried

Eine bettseitige Beurteilung der regionalen Lungenbelüftung wäre im Rahmen der Intensivüberwachung von großer Bedeutung. Aufwendige Untersuchungen, wie solche mit radioaktivem Xenon, können unter Intensivbedingungen kaum zum Einsatz gebracht werden.

Für ein Gerät, das unter den Bedingungen der Intensivüberwachung zur Anwendung gebracht werden kann, wären folgende Voraussetzungen vorteilhafterweise zu fordern:

a) Die Möglichkeit einer *kontinuierlichen Überwachung* der Ventilation.

b) Die Messung erfordert keine störenden Konnektionen zum Patienten, wie etwa durch ein Mundstück, eine Oesophagussonde oder durch einen endotrachealen Tubus.

c) Die Methode kann beim kooperativen und auch beim bewußtlosen Patienten zum Einsatz gebracht werden.

d) Die Methode ist auch unter den Bedingungen der Respiratorbeatmung ohne besondere Adaptation einsatzbereit.

e) Die Methode ist nicht invasiv.

f) Die Methode erlaubt eine zumindest grobe Beurteilung auch der *regionalen* Belüftung. Unter Intensivbedingungen verstehen wir darunter die Möglichkeit einer Differenzierung in die Belüftung zwischen der rechten und der linken Lunge, bzw. zwischen dem Ober- und Unterfeld. Die Methode soll also vor allem regionale Veränderungen der Belüftung, wie sie durch Atelektasen, durch Infiltrationen oder durch Kompression der Lunge zustandekommen, in kontinuierlicher Messung erkennen lassen.

Solche Voraussetzungen aber sollten nach gewissen Modifikationen bei der *Impedance-Plethysmographie* gegeben sein.

Eine von Polzer und Schuhfried entwickelte Modifikation dieser Methode ermöglicht die Erfassung von Unterschieden in der Belüftung nicht nur zwischen rechter und linker Lunge, sondern auch zwischen Ober- und Unterfeld. Die dabei verwendete Meßanordnung benützt im wesentlichen eine Wheatestone'sche Brücke, so wie sie für das Verfahren der Rheographie modifiziert worden ist.

Der Patient liegt auf einer ca. 600 cm^2 großen Elektrode aus Zinnblech, wobei Elektrodenpaste einen guten Kontakt sichert. 4 kreisrunde Elektroden von je 60 mm Durchmesser liegen an der Vorderseite des Thorax und bestimmen die Meßbereiche, die jeweils den oberen und unteren Lungenabschnitt auf der rechten und auf der linken Seite umfassen. Die Stromfäden werden bei dieser Meßanordnung immer in gleicher Richtung durchflossen, sie stoßen sich daher gegenseitig ab; dadurch wird erreicht, daß sich eben getrennte Meßbereiche ausbilden und unterschiedliche Ereignisse in den gesonderten Bereichen getrennt zur Darstellung gelangen, ohne daß eine gegenseitige Beeinflussung erfolgt.

Schwankungen in der elektrischen Leitfähigkeit verursachen in der Wheatestone'schen Brücke eine Spannungsschwankung; diese wird nach Verstärkung gleichgerichtet und dann entweder mit Hilfe eines Gleichstromverstärkers oder auch mittels eines Wechselstromverstärkers aufgezeichnet. Unser Verfahren der Meßbrücke mißt den proportional der elektrischen Leitfähigkeit fließenden Strom (*Rheographie*).

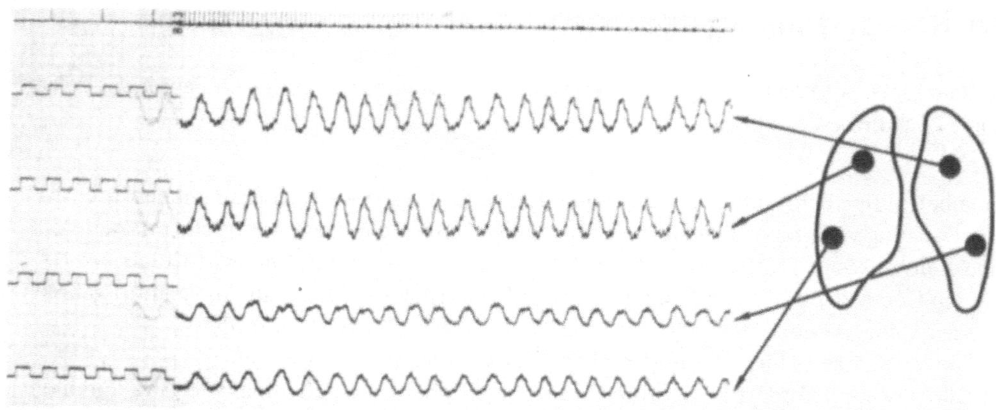

Abb. 1. Pulmonale Rheographie bei einem spontanatmenden atemgesunden Probanden. Im linken Kurvenbild ist die Eichung erkennbar, 0,5 cm entsprechen 500 mOhm. Die schematische Darstellung ermöglicht eine entsprechende Zuordnung der rheographischen Kurven an die entsprechende Lungenregion

Die Ursachen für die Schwankungen in der elektrischen Leitfähigkeit sind:
– Die als Isolator aufzufassende *Luft* muß zwangsläufig bei ihrem Einströmen in den Thorax eine Verschlechterung der elektrischen Leitfähigkeit bedingen.
– Gleichzeitig wird die Einatmung infolge der Dehnung des Thorax von einer Zunahme des Abstandes zwischen den Elektroden begleitet. Auch dieser Umstand muß zu einer Erhöhung des elektrischen Widerstandes und damit zu einer Abnahme der Leitfähigkeit führen.
– Geringer ist der Einfluß der Füllungsschwankungen in den großen Hohlvenen.

Es verursachen somit mehrere Komponenten die atemsynchronen Pulsationen der elektrischen Leitfähigkeit. Auf alle Fälle bedingt die Einatmung eine Leitfähigkeitsabnahme, die Ausatmung jedoch eine Zunahme der Leitfähigkeit.

Das Kurvenbild, wie es bei einem spontanatmenden, am Rücken gelagerten, atemgesunden Probanden zur Darstellung kommt, ist in der Abb. 1 wiedergegeben.

Mittels der Rheographie kann in sehr einfacher Weise die Respiratorbeatmung bzw. eine andere maschinelle Atemhilfe überwacht und ohne störende Konnektionen die Adaptation des Patienten an die Atemhilfe registriert werden.

In der Abb. 2 erfolgt eine rheographische Registrierung in der Entwöhnungsphase vom Respirator, wobei die IMV-Beatmung zum Einsatz kam.

Diese einfache Methode ist darüberhinaus durchaus in der Lage, zumindest grobe Veränderungen der regionalen Belüftung erkennen zu können.

In der Abb. 3 erfolgt die Registrierung einer pulmonalen Rheographie bei einem Patienten, der im Status asthmaticus beatmet werden muß. Man kann die ausgedehnte, auch röntgenologisch nachgewiesene unterschiedliche Belüftung in den verschiedenen Lungenarealen erkennen. Besonders schlecht sind der linke Oberlappen und der rechte Unterlappen belüftet.

Auch Änderungen in der Beatmungstechnik werden im rheographischen Bild sichtbar. In der Abb. 3 wird nämlich außerdem eine Verlängerung des endinspiratorischen Plateaus von 0 auf 2 Sekunden deutlich nachweisbar.

Bei weiterem Ausbau dieser Methode bzw. nach Überprüfung quantitativer Zusammenhänge wäre es nicht ausgeschlossen, daß die pulmonale Rheographie in der Überwachung der Atemfunktion im Intensivbereich wesentliches zu leisten vermag.

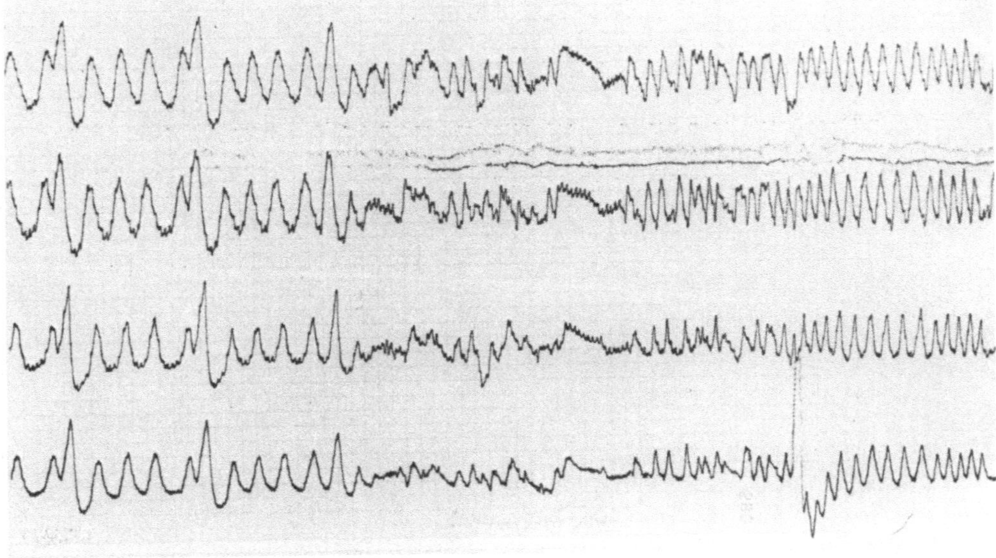

Abb. 2. Pulmonale Rheographie bei einer Patientin, die von einem volumengesteuerten Respirator mittels der IMV-Beatmung entwöhnt wird. Links gute Adaptation an die IMV-Beatmung. Es besteht gleichzeitig ein endinspiratorischer Druck von 4 cm H_2O. Nach Wegnahme dieser Atemhilfe und Senkung des endinspiratorischen Druckes auf 0 cm H_2O kommt es nach irregulärer Atmung zur Tachypnoe

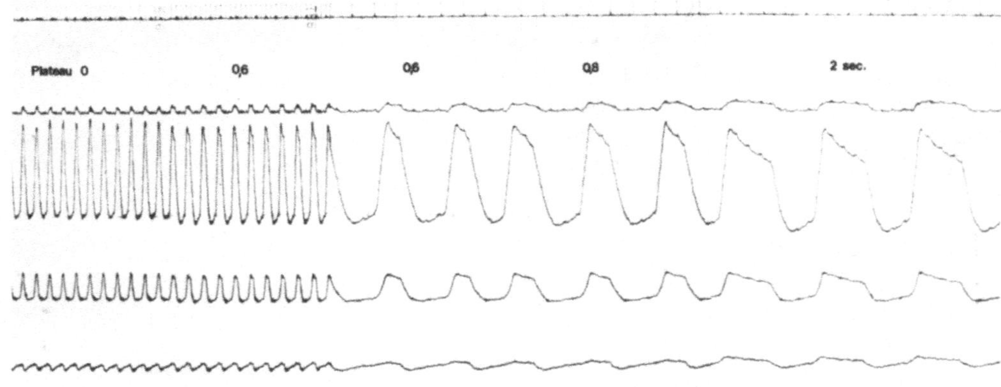

Abb. 3. Pulmonale Rheographie bei einem Patienten, der im Status asthmaticus mit einem volumengesteuertem Respirator beatmet wird. Ausgeprägte Luftverteilungsstörungen in der Lunge. Im linken Bildabschnitt Registrierung bei einem endinspiratorischen Plateau von 0 Sekunden. Dann Steigerung des endinspiratorischen Plateaus bis auf 2 Sekunden

Zur Frage der optimalen Respiratoreinstellung bei pathologischer Lungenfunktion und Langzeitbeatmung

S. Necek, B. Blauhut und H. Bergmann

Die Langzeitbeatmung ist eine der aufwendigsten Therapieformen der modernen Medizin, sie hat wesentlich zur explosiven Entwicklung von Intensivtherapiestationen in den letzten Jahren beigetragen. Der Gesamtaufwand ist nicht so sehr durch die Anschaffung und Instandhaltung des Respirators selbst (Anschaffungskosten, Reparaturen, Reinigung, Sterilisation) als vielmehr durch die notwendige Intensität der mit einer Langzeitbeatmung verbundenen pflegerischen Maßnahmen bedingt. Ausreichendes geschultes Schwesternpersonal (1 Intensivschwester für maximal 2 Beatmungspatienten), ein ärztlich anwesender Dauerdienst und ein um die Uhr arbeitendes Notfallabor (mindestens Blutgase, Elektrolyte, Osmolarität, Gerinnung) sind selbstverständliche Erfordernisse.

A. Allgemeine Bemerkungen zur Langzeitbeatmung

1. Ziel der Beatmung

Beatmungsziel wird jedenfalls eine *Optimierung* des Minutenvolumens und der arteriellen Oxygenierung bei *minimaler* kardiorespiratorischer *Schädigung ohne Interferenz mit Heilungsprozessen* und bei *optimalem Komfort* für den Patienten sein.
Dies kann letztlich nur ein leistungsfähiger volumen- oder zeitgesteuerter Respirator wirklich erfüllen *(5, 7)*. Eine *Optimierung* von MV und PaO_2 wird dabei durch eine breite Verstellbarkeit von Atemfrequenz, Beatmungsvolumen, Atemzeitquotienten, Beatmungsdruckverlauf und Flow ermöglicht, die Forderung nach *minimaler Schädigung* haben Druckbegrenzung, einstellbares F_IO_2, eine optimale Anfeuchtung der Atemgase und entsprechende Alarmeinrichtungen (Druck, O_2- oder Stromausfall, falscher AZQ, überhitzter Anfeuchter, Leckmeldung, Überwachung der Überwachung) zu garantieren. Nicht mit *Heilungsprozessen* zu *interferieren* oder diese gar zu beschleunigen, ist ein Wunschtraum der Beatmungstherapeuten. Der rationelle Einsatz von PEEP beim akuten Lungenversagen (ALV) *(3)* scheint ein erster Schritt auf diesem Wege zu sein *(6)*. Der *Komfort* des Patienten schließlich wird von der Erfahrung des Arztes (Respiratoreinstellung), vom richtigen Ausmaß der Sedierung (Morphin) und von der Qualität der pflegerischen Maßnahmen (atraumatisches Absaugen, Ambu ohne Hypoxämie, Schonung der Psyche des Patienten) bestimmt.
Prioritätsmäßig ist eine Korrektur des PaO_2 wichtiger als die des $PaCO_2$ und soll auch rasch erfolgen. Eine *Hyperkapnie* hingegen darf bis zu einem Wert von ± 5 bis 8 Torr zum individuellen Normbereich nur langsam behoben werden, um einen Abfall von HZV und Hirndurchblutung zu vermeiden. Für die *Bequemlichkeit* des Patienten sorgt schon die Normalisierung der Blutgase, sie hat aber ansonsten letzte Priorität.

2. Phasen der Langzeitbeatmung

Als Phasen der Langzeitbeatmung wollen wir
– die *Indikationsstellung* zur Beatmung *(8)*

- die Entscheidung zur und Durchführung von *Langzeitintubation oder Tracheostomie* (Erfahrung, technische Möglichkeiten der IThSt)
- die *Primäreinstellung des Respirators* mit Anschluß an den Patienten und Korrekturen
- die *Aufrechterhaltung* und *Überwachung der Beatmung* mit Bestimmung des Zeitpunktes der Entwöhnbarkeit und schließlich
- die *Entwöhnung* selbst nennen.

Unserem Thema entsprechend, wollen wir alle weiteren Ausführungen auf die Primäreinstellung des Respirators beschränken.

B. Einstellung des Respirators

1. Initialphase der Beatmung

a) Vortestung

Allgemein darf zunächst bemerkt werden, daß ein Respirator vor seinem Einsatz *getestet* werden muß. Dies ist bei druckgesteuerten Maschinen nur mit einer Testlunge möglich, dasselbe Gerät wird auch für andere Respiratortypen empfohlen. Dichtigkeit und Leistung des pneumatischen Systems sowie Empfindlichkeit der Alarmeinheiten lassen sich damit kontrollieren.

b) Primäreinstellung

Bei der *Primäreinstellung* soll nun ein scheinbar überhöhtes *Beatmungsvolumen* von 12–15 ml/kg und eine damit erhöhte alveoläre Ventilation in erster Linie den Shunt reduzieren, aber auch die nachteiligen funktionellen Auswirkungen eines erhöhten Totraumquotienten von meist über 0,6 kompensieren. Die *Primärfrequenz* von 10–14/min trägt ebenfalls dazu bei, die alveoläre Ventilation anteilig zu erhöhen und ist außerdem ebenso wie ein *AZQ* von 1 : 2 fast physiologisch. Die F_IO_2 wird je nach Schwere des Zustandsbildes zwischen 0,5 und 1,0 gewählt. Grundsätzlich mit 100 % O_2 zu beginnen und damit gleichzeitig auch die $AaDO_2$ (1,0) bestimmen zu können, ist nur mehr bei schwersten Hypoxämien berechtigt. Ist die $AaDO_2$ (1,0) bekannt, so kann die erforderliche F_IO_2 formelmäßig berechnet werden: Soll–F_IO_2 = ($AaDO_2$ 1,0 + Soll–PaO_2) : 760. Die angegebenen Einstellgrößen stimmen nun mit dem bekannten *Radford-Nomogramm (10)*, welches nur für die CO_2-Abgabe einer gesunden Lunge konstruiert und nicht imstande ist, irgendwelche Aussagen über O_2 zu machen, nicht überein. Der Ventilationsbedarf einer kranken Lunge mit pathologischem V_DV_T und nicht bekannter CO_2-Produktion läßt sich nämlich mit einem Nomogramm nicht vorbestimmen.

c) Korrekturen

Sollte mit der Ersteinstellung eines volumengesteuerten Respirators impendanz-bedingt ein *Beatmungsdruck* über 40 bis 60 cm H_2O zustandekommen, so wird man gezwungen sein, entweder das Beatmungsvolumen zu vermindern oder die Inspirationszeit zu erhöhen. Zu einer nötigen Korrektur des *AZQ* kann ein ansprechbarer Patient schriftlich oder in Zeichensprache selbst beitragen, eine erste *Blutgasanalyse* ist dann nach 10 bis 15 Minuten sinnvoll und muß im Befund die F_IO_2 mit enthalten. Etwaige weitere Umstellungen sind eventuell wiederholt in Stundenabständen vorzunehmen, die endgültige Einstellung soll in ein Beatmungsprotokoll eingetragen werden.

2. Einflußgrößen des Patienten

Von der Patientenseite sind nun als Faktoren, die die Einstellung des Respirators zu beeinflussen imstande sind, die gesamten respiratorischen *Widerstände* ($\simeq C_t + R_t$), die das Gerät überwinden muß, sowie *Störfaktoren* für *O_2-Aufnahme* und *CO_2-Abgabe* zu berücksichtigen. Die überwiegende Zahl der Langzeitbeatmeten läßt sich dabei einer der folgenden *Funktionsgruppen* zuordnen:

a) *Akute Lungenerkrankungen*, charakterisiert durch das ALV mit einer großen Zahl von Synonyma *(3)* wie etwa auch „Schocklunge" mit kleiner FRC, hoher Closing capacity, großem Shunt und schlechter Compliance.
b) *Chronische Lungenerkrankungen* im Sinne vor allem einer *chronischen Obstruktion* mit akuter Exacerbation, mit hoher FRC, überlangem Exspirium und der Gefahr eines Barotraumas (Pneumothorax) während der Beatmung, aber auch einer chronischen Restriktion (Lungenfibrose, St. p. Lungenresektion, Kyphostroliose). Diese Fälle sind nur sehr mühsam zu entwöhnen.
c) *Die normale Lunge* etwa des *Myasthenikers* oder einer *Vergiftung* mit normaler respiratorischer Impedanz. Hier gibt es keine Schwierigkeiten bei der Einstellung des Respirators.

3. Einflußgrößen des Respirators

a) Wahl des Geräts (Tabelle 1)

Gehen wir nun zu den Einflußgrößen des Respirators selbst über, so ist zunächst die *Wahl des Gerätes* zu diskutieren. Volumen- und zeitgesteuerte Maschinen sind für alle 3 genannten Krankheitsgruppen geeignet, ein druckgesteuerter Respirator hingegen bei chronischer Lungenerkrankung nur kurzfristig, bei guter Lungenfunktion allerdings auch für eine Langzeitbeatmung verwendbar.

Tabelle 1. Auswahl des Respirators

Steuerung	Akute resp. Insuffizienz	Chron. resp. Insuffizienz (ak. Exacerbation)	Normale Lunge
		Eignungsgrad des Respirators	
Volumen	sehr gut	sehr gut	sehr gut
Zeit	gut	gut	gut
Druck	nicht	nicht	mäßig

b) Optimierung von PaO_2 (Tabelle 2)

Zur *Optimierung des PaO_2*, die auf den Ist-Wert vor der Krankheit hinzielen muß, sind Einstellgrößen wie zu messendes *F_IO_2, PEEP, Beatmungsvolumen* und *Flow* zu verwenden. Die Beeinflussung von PaO_2 durch Änderung der Flowkurve – konstant, abnehmend (Optimum) oder zunehmend – ist bekannt, aus technischen Gründen jedoch noch kaum praktikabel. Wird das PaO_2 erst bei einer F_IO_2 über 0,5 akzeptabel, so ist PEEP einzusetzen und stufen-

Tabelle 2. Einflußgrößen des Respirators zur Optimierung von PaO_2 und $PaCO_2$

Optimierung von PaO_2		Optimierung von $PaCO_2$	
Ziel: Ist-Wert vor Krankheit		35–45 mmHg COPD: Ist-Wert vor Krankheit	
F_IO_2	(O_2-Analysator)	f	(C ist frequenzabhängig)
PEEP	(stufenweise 3–5 cm H_2O)	V_T	(in erster Linie für O_2)
V_T	(bei Hypokapnie mech. V_D)	Trigger (auch für PEEP Bereiche)	
Flow		mech. V_D	

weise um 3–5 cm H_2O verändert „auszutitrieren". Sind Gegenargumente dazu vorhanden, so wird die Methode der „Hechel-Beatmung" (pressure panting") mit hohen Beatmungsvolumina und mechanischem Totraum angewandt.

c) Optimierung von $PaCO_2$ (Tabelle 2)

Bei der *CO_2-Optimierung*, deren Ziel 35–45 mm Hg, bei chronischer Obstruktion jedoch der Ist-Wert vor der Akutverschlechterung sein muß, steht der frequenzabhängigen Compliance entsprechend die Einstellung der *Atemfrequenz* im Vordergrund, auch die Veränderung des *Beatmungsvolumens* kann jedoch zur Verbesserung der Situation beitragen. Ein *Trigger* ermöglicht es dem Patienten, die eigene Atemfrequenz dem Respirator aufzuzwingen, den Bedürfnissen seiner CO_2-Regulation damit besser zu entsprechen und ein traumatisierendes „Kämpfen gegen den Respirator" zu vermeiden. Bei Hypokapnie wird ein *mechanischer Totraum* vorgeschaltet.

d) Beatmungsdruckverlauf (Abb. 1)

Und nun noch einige Bemerkungen zum *Beatmungsdruck*: Mit einem *endinspiratorischen Druckplateau* verbesset man wahrscheinlich die Gasverteilung und den Niederschlag eines etwa applizierten Aerosols, während dieses „no flow Plateaus" kann man zudem auch die Compliance am Respirator messen. Zwei Sonderformen des *Expirationsdruckes* unterscheiden sich grundsätzlich voneinander: Beim *Retard* liegt ein konstanter Widerstand während der ganzen Ausatmung vor, der PEEP beginnt erst im Endexspirium, erhöht die Atemmittellage, vergrößert die FRC und vermindert den Shunt. Eine *funktionelle Indikation* für PEEP ist allgemein ausgedrückt immer dann gegeben, wenn die Closing capacity größer als die FRC geworden ist.

e) PEEP-Sonderformen

Zum Schluß noch einige Worte zu den jüngsten *Neuerungen des PEEP*:

„Maxi-PEEP": Durch das genau einstellbare und gut ablesbare Zusatzgerät *„Maxi-PEEP"* sind wir imstande, anstelle des eingebauten PEEP Druckgrößen bis zu 30 cm H_2O anzuwenden. Die Interferenz dieses Gerätes mit dem druckempfindlichen Leckalarm des Respirators ist als Nachteil dieser Methode zu nennen.

„Best-PEEP": Positive Exspirationsdrucke sind zwar lange bekannt *(11)*, wurden jedoch erst vor wenigen Jahren so ausgearbeitet, daß auch ihre Nachteile wie Barotrauma, HZV Abfall,

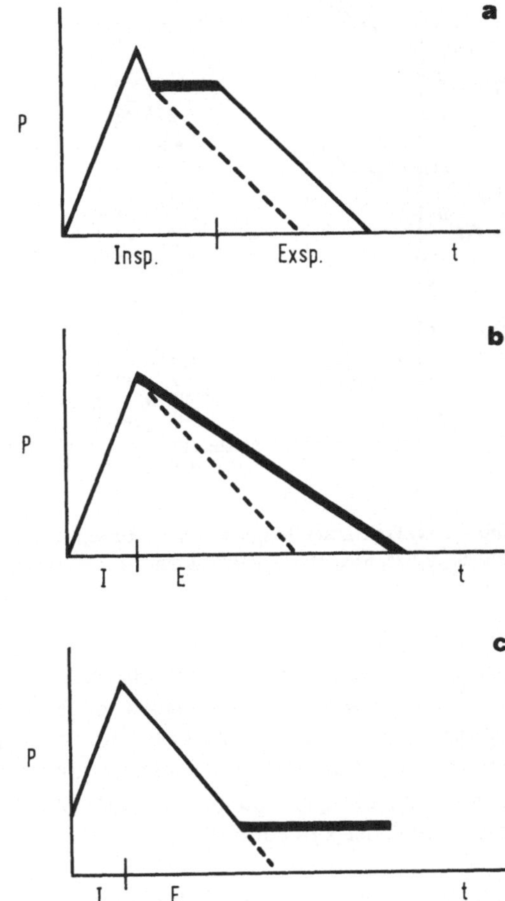

Abb. 1 a–c. Beatmungsdruckverlauf. **a** Inspirationsphase. Endinspiratorisches Plateau, EIP (inspiration hold, no-flow plateau); **b** Exspirationsphase. Exspiratorischer Widerstand (Retard); **c** Exspirationsphase. Positiver endespiratorischer Druck (PEEP, positive endexp. pressure)

V_D/V_T-Anstieg und periphere Oedembildung erfaßt werden konnten. Suter et al *(12)* haben nun vor etwa 2 Jahren eine Methode der individuellen Anpassung des PEEP im Sinne eines *„best-PEEP"* beschrieben und damit bisher vorliegene gegensätzliche Angaben über PEEP-Größe und dessen Auswirkungen auf die Lunge geklärt *(1, 4, 13)*: Mit zunehmendem PEEP kommt es zu einem ununterbrochenen Anstieg von PaO_2 und Abfall des pulmonalen Shunts. Zum Unterschied dazu nimmt aber die zunächst ebenfalls ansteigende und für die Gewebsoxygenierung ausschlaggebende O_2-Transportkapazität ab einer gewissen PEEP-Größe knickförmig wieder ab, die Compliance verhält sich ebenso. Der optimalen Compliance entspricht der „best-PEEP". Die Compliance kann bettseitig aus dem Beatmungsdruckverlauf einfach abgelesen werden ($C = V_T$: (EIP-PEEP)). Dem „Compliance-Knick" entspricht schließlich nicht nur eine Optimierung des O_2-Transportes sondern auch des gemischvenösen O_2-Druckes, der $avDO_2$ und des HZV. Beim „best-PEEP" sind also alle vorher kollabierten und ausdehnbaren Alveolen als bereits geöffnet anzunehmen, bei weiterer Drucksteigerung kommt es nur mehr zu einer funktionell nachteiligen Überdehnung der Lunge.

Eigene Beobachtungen zum „Best-PEEP": Einige *Beispiele* aus dem Eigenbereich sollen nun die praktisch-klinische Bedeutung des Best-PEEP unter Beweis stellen (Abb. 2)

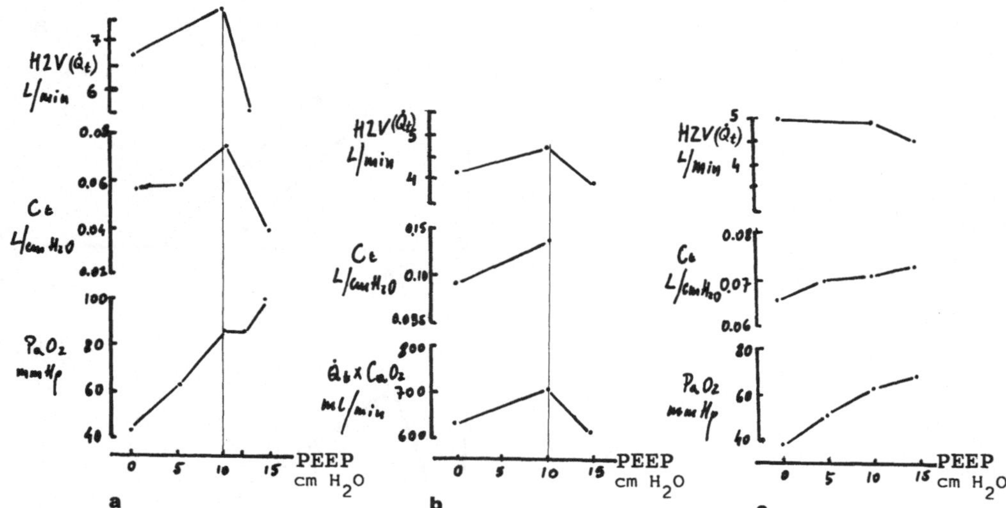

Abb. 2a–c. Praktische Beispiele zum Best-Peep (F_IO_2 = 0.6) (siehe Text). **a** F.G. 37a, Mann, septischer Schock; **b** J.M. 66a, Mann, Polytrauma, Herzinfarkt; **c** A.K. 58a, Mann, GI-Blutung, Pneumonie

Beispiel 1: F.G., 37a Mann: Septischer Schock , PO_2 42 mm Hg, F_IO_2 = 0,6 unter IPPB. Austitrieren des Best-PEEP in Intervallen von je 5 cm H_2O unter gleichzeitiger Compliance (C_t : bed side – Methode/s.o., bzw. Auprem, Van der Heyden Brüssel) und HZV ($\dot{Q}_t$) Messung (Dye Dilution: Lexington HZV Computer). *PO_2* steigt bis +15 cm H_2O PEEP konstant bis auf 100 mm Hg an, *Compliance* und HZV knicken übereinstimmend bei +10 cm H_2O ab. Best PEEP daher +10 cm H_2O.

Beispiel 2: J.M., 66a Mann: Polytrauma, traumatischer Herzinfarkt. IPPB-Beatmung, F_IO_2 = = 0,6. Gute Compliance von 0,1 l/cm H_2O, PO_2 = 113 mm Hg. Eigentlich keine Indikation für PEEP, jedoch Versuch, die kardiale Minderleistung über eine Verkleinerung der Vorbelastung durch PEEP zu bessern. Bis zu + 10 cm H_2O PEEP steigt nun die O_2-Transportkapazität ($\dot{Q}_t + CaO_2$: LEX-O_2-CON, Lexington Instruments) gemeinsam mit dem HZV an, dann Knick. Damit anscheinend Bestätigung der Aussage von Quist und Mitarb. *(9)* über günstige Effekte von PEEP auf eine verminderte Pumpleistung des linken Ventrikels.

Beispiel 3: A.K., 58a Mann: Gastrointestinale Blutung, Pneumonie. IPPB mit F_IO_2 = 0,6. Versuch zum Auffinden von Best-PEEP führt bis zu + 15 cm H_2O nicht zum Erfolg, allerdings steigen Compliance und PO_2 bis dorthin konstant an. Best-PEEP möglicherweise im Maxi-Bereich, eindeutige Aussage jedoch wegen der dabei auftretenden leichten HZV Abnahme nicht möglich.

C. Schlußfolgerungen

Schlußfolgernd aus diesen Bemerkungen zur Respiratoreinstellung kann also gesagt werden, daß eine optimale Respiratoreinstellung zur Langzeitbeatmung insbesondere bei pathologischer Lungenfunktion nur durch eine laufende Quantitierung erreicht werden kann. Der beste Respirator kann mit all seinen verstellbaren Beatmungsparametern ohne eine solche komplexe und kontinuierliche Meßwertgewinnung nicht sinnvoll ausgenützt und die Beatmung daher auch nicht den individuellen Erfordernissen des Einzelpatienten angepaßt werden. Der Begriff einer *„gezielten Beatmungstherapie"* ist daher mit Nachdruck zu fordern, eine nur klinisch überwachte Langzeitbeatmung scheint uns bei allem Respekt vor der „Erfahrung" des Beatmungstherapeuten nicht mehr vertretbar.

D. Zusammenfassung

Ein systematisches Vorgehen bei der Einstellung des Respirators zur Langzeitbeatmung, auf Meßwerte und Beatmungskriterien abgestimmt, wurde abgehandelt. Um die Vielfalt der therapeutischen Möglichkeiten insbesondere bei pathologischer Lungenfunktion voll auszunutzen und die potentiellen Gefahren auszuschalten, wird ein Schema benötigt, welches die Indikationen zur Beatmung, die Grundeinstellung des Respirators und die Priorität der durchzuführenden Korrekturen umfaßt. Einflußgrößen des Patienten (Art der Lungenveränderungen) und des Respirators selbst (Gerätewahl, Kriterien zur Optimierung von PaO_2 und $PaCO_2$) werden bei der Respiratoreinstellung eine nicht unwesentliche Rolle spielen. Die Möglichkeiten der Anwendung von „Maxi-PEEP" (bis +30 cm H_2O) werden angeführt, ein rationeller Einsatz von PEEP in Form des „Best-PEEP" ist als echter Fortschritt in der Respiratortherapie anzusehen. Eigene Beispiele zum Best-PEEP mit Messungen von HZV, Compliance und O_2-Transportkapazität werden angeführt.

Summary

A systematic approach to the setting of the respirator in longterm ventilation is discussed. This approach should be based on the type and the degree of the underlying lung disease and should be supported by the full knowledge of and the familiarity with the respirator in use, which should be chosen properly. Applying a scheme including the indications for respiratory support, the primary settings of the respirator and the handling of the priorities of necessary blood gas corrections allows to exploit all therapeutic possiblities of the machine and to minimize the potential dangers for the patient. The ventilation parameters to optimize PaO_2 and $PaCO_2$ are also included in this scheme. The controlled use of PEEP as best PEEP and maxi-PEEP is mentioned, the clinical value of these types of PEEP is stressed. Our own experiences with the best-PEEP are reported, a few examples with measurements of cardiac output, compliance and oxygen transport capacity are given.

Literatur

1. Benumof, J.L., Wahrenbrock, E.A.: Blunted pulmonary vasoconstriction by increased lung vascular pressure. J. Appl. Physiol. *38*, 846 (1975)
2. Bergmann, N.A.: Pulmonary function tests. Anesthesiology *44*, 220 (1976)
3. Bergmann, H.: Die Pathophysiologie der Beatmungslunge. Einführungsreferat. Kongreßbericht DGAW Jahrestag. 2.–5.10.74 Erlangen. Rügheimer, E. (Hrsg.). Erlangen: Perimed 1975
4. Bergofsky, E.H.: Mechanisms underlying vasomotor regulation of regional pulmonary blood flow in normal and disease states. Am. J. Med. *57*, 378 (1974)
5. Cheney, F.: What are important differences on ventilators? ASA annual refresher course, S. 209a. Chicago 1975
6. Eagan, E.A.: Effect of lung inflation on alveolar permeability to liquids. In: Lung liquids, Ciba Found. Symposium 1976. Excerpta Medica. Amsterdam: Elsevier
7. Fairley, H.B.: What are important differences in ventilators? ASA annual refresher course, S. 209b. Chicago 1975

8. Pontoppidan, H., Geffin, B., Lowenstein, E.: Acute respiratory failure in the adult. New Engl. J. Med. *287*, 690 (1972)
9. Quist, J., Pontippidan, H., Wilson, R.S., Lowenstein, E., Laver, M.B.: Haemodynamic responses to mechanical ventilation with PEEP: The effect of hypervolaemia. Anesthesiology *42*, 45 (1975)
10. Radford, E.P. jr.: Ventilation standards for use in artificial ventilation. J. Appl. Physiol. *7*, 451 (1955)
11. Stokke, D.B.: Review: Artificial ventilation with positive endexpiratory pressure. Europ. J. Intens. Care Med. *2*, 77 (1976)
12. Suter, P.M., Fairley, H.B., Isenberg, M.D.: Optimum end-expiratory airway pressure in patients with acute pulmonary failure. New Engl. J. Med. *292*, 284 (1975)
13. Wahrenbrock, E., Benumof, J., Bendixen, H.H.: Hypoxic pulmonary vasoconstriction: Interactions with PCO_2 and left atrial pressure. Fed. Proc. *32*, 439 (1973)

Kontrollierte Lungenlavage beim Status asthmaticus

S. Necek, H. Kramar und H. Bergmann

Einleitung

Garcia Vicente *(17)* hat 1929 eine Lungenlavage zum ersten Mal beschrieben, erst 1964 haben Thompson und Pryer *(16)* diese Methode dann wieder aufgegriffen. Kylstra *(6)* führt dieses „Vergessen" möglicherweise auf eine atavistische Assoziation zwischen Wasser in der Lunge und Tod durch Ertrinken zurück.

Definitionsgemäß handelt es sich bei der Lungenlavage um eine wiederholte Instillation und Entleerung großer Flüssigkeitsmengen in und aus Bronchialbaum und Alveolarbereich.

Als *Zweck* der Lungenlavage sehen wir die *mechanische Reinigung* der Luftwege etwa von Sekretausgüssen, einen *lytischen Effekt* bei der Alveolarproteinose, die *Verdünnung* von Sekreten und Aspirationsflüssigkeit und die *Neutralisierung* aspirierten Materials an. Als *Indikationen* zur Lavage werden daher Asthma bronchiale *(3, 10, 19)*, Bronchiektasien *(6)* und Aspiration *(4, 7)* nach erfolgloser konventioneller Therapie, die Mucoviscidose *(3, 11)* und die Alveolarproteinose *(3, 8, 9, 18)* angegeben. Beim bekannten Naheverhältnis der Anästhesiologie gerade zum respiratorischen Notfall nimmt es daher nicht wunder, daß wir auch mit diesen Bereichen des akuten Lungenversagens intensivmedizinisch befaßt werden und uns im Sinne der Patienten mit einer therapeutischen Überschreitung physiologischer Grenzen abzufinden haben.

Bei der je nach Tiefenwirkung des Verfahrens uneinheitlichen *Nomenklatur* (Tabelle 1) wollen wir grundsätzlich zwei quantitativ und qualitativ voneinander differente *Formen der Lavage* unterscheiden:

Tabelle 1. Je nach Tiefenwirkung des Verfahrens uneinheitliche Nomenklatur der Spülmethoden des Tracheobronchialbaumes

Benennung des Verfahrens	Autor	Jahr
Bronchusspülung	Harder *(4)*	1972
Bronchuswaschung	Huzly *(5)*	1971
Bronchial lavage	Thompson und Pryer *(16)*	1964
	Birley und Rochford *(1)*	1968
	Strunin et al. *(15)*	1968
	Williams *(19)*	1968
Selective bronchial lavage	Menges et al. *(7)*	1972
Tracheo-bronchiale Lavage	Harder *(4)*	1972
Bronchopulmonary lavage	Ramirez-R. *(8)*	1967
	Ramirez-R. und Obenour *(10)*	1971
	Rogers et al. *(12)*	1972
Pulmonary lavage	Smith et al. *(13)*	1970
	Dupont und Sphire *(3)*	1974
Lung lavage	Wasserman et al. *(18)*	1968
	Rausch et al. *(11)*	1970
	Kylstra *(6)*	1973

1. Die „kleine" *Bronchiallavage*, bei der vornehmlich ein Einlumen-Endotrachealtubus *(4, 19)*, ein Bronchoskop *(1, 15, 16)*, aber auch ein Doppellumentubus *(1, 7)* verwendet wird. Es werden bis zu dreimalige Spülungen mit je bis zu 200 ml durchgeführt, die Spülflüssigkeit wird eingespritzt, der Effekt spielt sich im wesentlichen im Bronchialbereich ab, bei Entleerung finden sich denn auch vorwiegend Bronchialepithelzellen *(1)*.
2. Die „große" *Lungenlavage (6, 10, 11, 18)*, bei der man immer einen Doppellumentubus (Carlens, Robertshaw) verwendet, primär die FRC auffüllt und mit 5 bis 15 mal je 500 ml und mehr spült. Die Spülflüssigkeit fließt mittels Schwerkraft ein, erreicht auch kleinste Bronchiolen und den Alveolarbereich und fördert daher auch vorwiegend Alveolarepithelien und Alveolar-Makrophagen *(10)*.

Methodik

Im Eigenbereich haben wir der Effizienz halber die große *Lungenlavage* angewandt und sie im wesentlichen nach der von Kylstra *(6)* angegebenen *Technik* durchgeführt.
Die Vorbereitung des Patienten beginnt mit einer konventionellen Prämedikation (Pethidin 50 bis 100 mg, Atropin 0,5 mg i. m.), für die laufenden Blutgasanalysen wird eine Kanüle in die A. radialis gelegt, eine Allgemeinanästhesie wird mit Halothan 1–2 Vol. % und/oder Valium 10–20 mg bzw. Nembutal 100–200 mg, 100 % Sauerstoff und bei uns auch Vollrelaxation eingeleitet und es wird mit einem Doppellumentubus (Carlens) unter Alloferin 20 mg intubiert. Dasselbe Relaxans wird auch während der ganzen Lavage zur Beatmungsrelaxation verwendet.
Nach 10 Minuten O_2-Beatmung (manuell oder Respirator) wird der verlängerte Tubusansatz der erkrankten Seite abgeklemmt und der Patient mit der zu spülenden Lunge nach unten in horizontale Seitenlage gebracht. Zwischen der Abklemmung und dem Beginn der eigentlichen Spülung sollen der erwünschten Ausbildung einer Atelektase wegen etwa 5 Minuten verstreichen.
Zunächst wird dann mit ca. 1500 ml einer isotonen, auf Körpertemperatur erwärmten und mit Na-Bicarbonat auf ein pH von 7,5 gebrachten NaCl-Lösung die FRC vorweg aufgefüllt, womit ein Spülkontakt bis in den Alveolarbereich erzielt und eine Schaumbildung im Verlauf der Spülung verhindert werden kann.
Man führt sodann 5 bis 15 Einzelspülungen von je 500 ml derselben Flüssigkeit unter einem maximalen Instillationsdruck von 60 cm H_2O aus, die Entleerung erfolgt passiv, eine Flüssigkeitsbilanz muß geführt werden.
Nach spontanem Ausfließen der letzten Instillationsmenge wird in Kopftieflage des Patienten zur Maximalentleerung abgesaugt, sodann mit einem üblichen Endotrachealtubus umintubiert und je nach Grundkrankheit Stunden bis Tage nachbeatmet.
Im Regelfall wird die erste Röntgenaufnahme sofort nach der Lavage und werden weitere Kontrollen in gewohnten Abständen durchgeführt. Blutgasanalysen müssen während und nach dem Eingriff jederzeit, auch in kürzesten Abständen, verfügbar sein, im Intensivbereich übliche Grundsätze bestimmen den Zeitpunkt der Extubation.

Klinische Erfahrungen

In den Jahren 1975/76 haben wir nun am Institut für Anästhesiologie des AKh Linz (operative Intensivstation) insgesamt 5 einschlägige Fälle mit „großen" Lungenlavagen behandelt (Tabelle 2).

Tabelle 2. Lungenlavagen Institut für Anästhesiologie, AKh Linz. 5 Fälle, März 1975 bis Juni 1976 (ALV = akutes Lungenversagen; COPD = chronisch-obstruktive Lungenerkrankung; m = männlich; f = weiblich)

Fall Nr.	Pat. Jahre	Diagnose	Spülung ml[a]	Erfolg	Bemerkung
1	43,m	*Status asthmaticus*, eitr. Bronchitis Atelektase li., ALV	4000	ALV in 12 Std. behoben	Ausgüsse
2	45,f	*Asthm. bronch. grav.*, therapie) resistent, kein ALV	6000	nach 45 min Extubation (subj. besser)	Flockige Partikel
3	71,m	*Emphysembronchitis* Aspiration, ALV	5000	Entwöhng. in 7 Tg. beendet	Aspiriertes Gemüse
4	70,m	*COPD*, Emphysembronchitis, St. p. Herzstillstand	nach 1500 ml abgebrochen	keiner	Pneumothorax, Drainage, nach 14 d entwöhnt;
5	44,m	*Bronchiektasien*, Pneumonie, ALV	7000	nach 3 Tg. ohne Respirator	Eiter

[a]Vorfüllung + Spülmengen

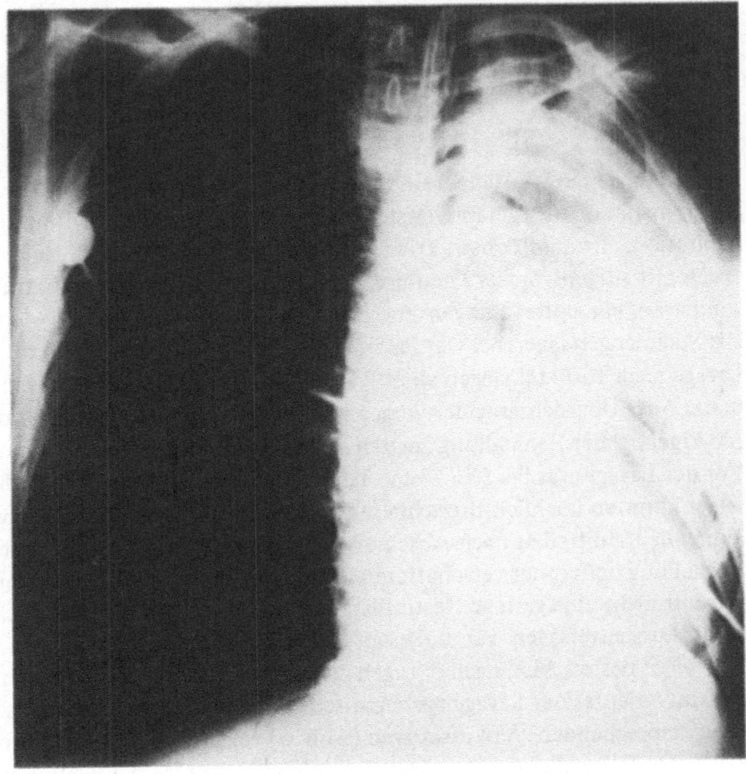

Abb. 1. H. F., 43a, Mann (Fall 1, Tabelle 2): Status asthmaticus, eitrige Bronchitis, akutes Lungenversagen. Thoraxröntgen *vor* der Lungenlavage: Totalatelektase links

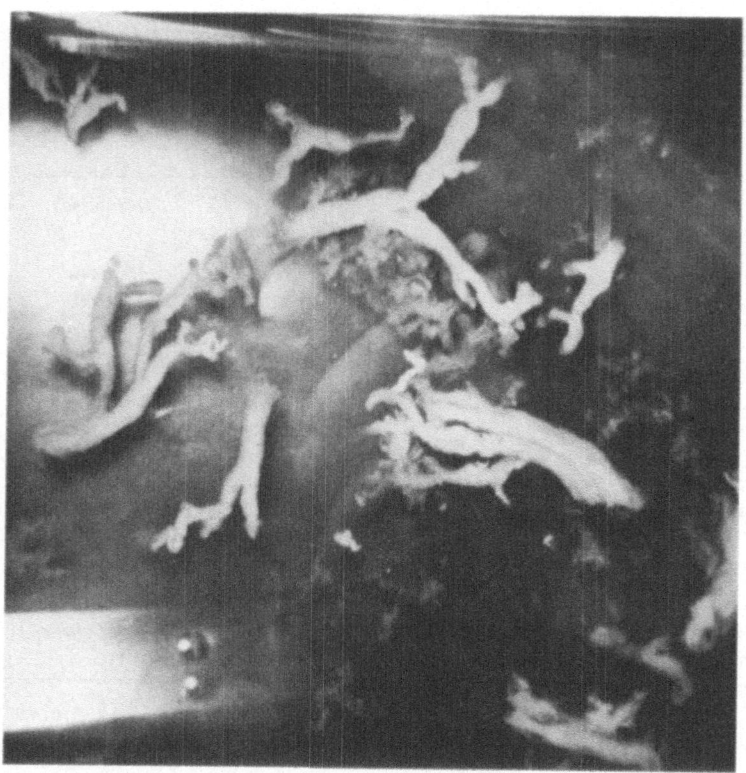

Abb. 2. H. F., 43 a, Mann (Fall 1, Tabelle 2): Durch die Lungenlavage ausgespülte Bronchialausgüsse

Es handelt sich um 4 Männer und eine Frau im Alter von 43 bis 71 Jahren mit den *Diagnosen* Status asthmaticus, therapieresistentes Asthma bronchiale gravis, Emphysembronchitis mit Aspiration, chronisch obstruktive Lungenerkrankung mit St. p. Herzstillstand und Bronchiektasien mit aufgepfropfter Pneumonie. Vier Patienten waren respiratorisch insuffizient, drei davon hatten ein akutes Lungenversagen.

Die Spülmengen lagen bei vier Patienten zwischen 4000 und 7000 ml, beim Fall 4 wurde die Lavage nach 1500 ml wegen eines Pneumothorax der Spülseite, durch vorher gelegten Cavakatheter oder Überdehnung der vorgeschädigten Lunge bedingt, abgebrochen.

Als *Ergebnis* der Behandlung zeigten sich nun bei den Fällen 1 und 5 eindrucksvolle Erfolge: Vor der Lavage war bei *Fall 1* eine Totalatelektase links (Abb. 1) vorhanden. Bei der Lavage selbst konnten reichlich Bronchialsekretausgüsse (Abb. 2) gewonnen werden, eine Röntgenkontrolle unmittelbar nach Abschluß der Spülung (Abb. 3) zeigte eine überwiegend deutliche Aufhellung der vorher verschatteten linken Lunge, am 2. Tag nach dem Eingriff schließlich war nur mehr eine geringe Restinfiltration im linken Unterlappen nachweisbar (Abb. 4). Das akute Lungenversagen war in diesem Fall in 12 Stunden behoben.

Im *Fall 5*, dessen ALV nach 3 Tagen zu beherrschen war, konnten wir zudem während des Gesamtverlaufes der Lavage systematisch Blutgase und atemmechanische Parameter messen. Die entsprechenden Verlaufskurven (Abb. 5) zeigen typische Verhältnisse:

Das PaO_2 fällt bei einem Ausgangswert von 462 mm Hg bei Beatmung mit $F_IO_2 = 1{,}0$ nach Abschaltung und Kollaps der zu spülenden Lunge (links) auf 110 mm Hg ab. Die Flüssigkeits-

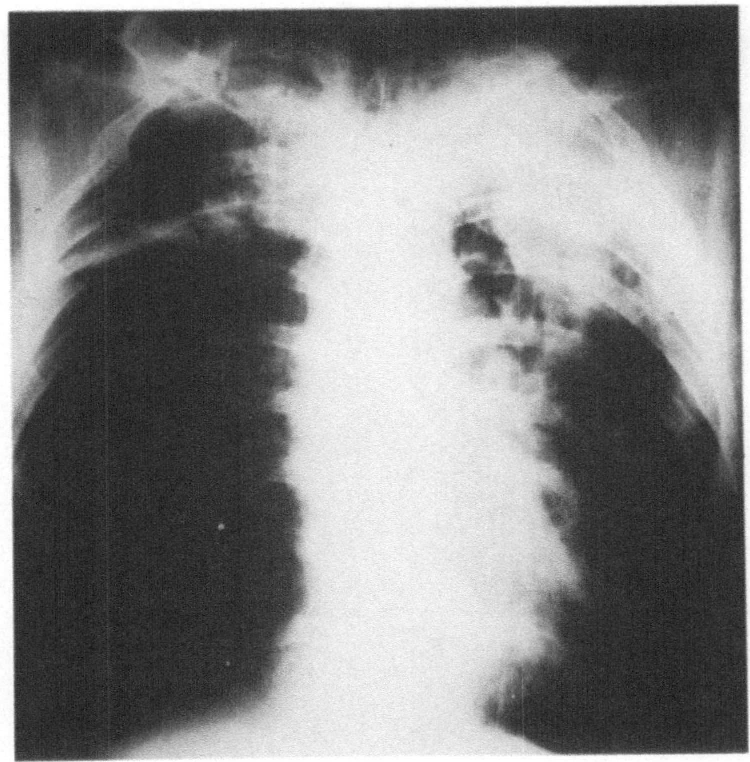

Abb. 3. H. F., 43 a, Mann (Fall 1, Tabelle 2): Röntgenkontrolle unmittelbar *nach* der Lungenlavage: geringe Restinfiltration im li. Oberlappen, keine Totalatelektase mehr nachweisbar

füllung führt zum Anstieg des PaO_2 auf 157 mm Hg, nach Drainage wieder Abfall (116 mm Hg). Die O_2-Beatmung beider Lungen nach der Lavage führt schließlich zu Werten zwischen 278 und 349 mm Hg (F_IO_2 = 1,0), am darauffolgenden Tag wird bei einem F_IO_2 von 0,4 ein PaO_2 von 127 mm Hg gemessen.
Das *$PaCO_2$* liegt eingangs im Normbereich (44 mm Hg), steigt während der Lavage bis auf 69 mm Hg an und kehrt bereits eine Stunde nach dem Eingriff praktisch wieder in den Normbereich zurück (47 mm Hg). Die *$AaDO_2$* folgt in reziprokem Verhalten in etwa dem PaO_2 und liegt am Tage nach der Lavage mit 132 mm Hg deutlich unter dem Ausgangswert von 171 mm Hg vor dem Eingriff.
Atemmechanisch bleibt die *Resistance* vor und nach der Lavage gleich (Vorwert 5,6 cm H_2O/ l/sec, am Tag nach der Lavage 5,4 cm H_2O/l/sec) und bessert sich die *Compliance* von 0,03 l/cm H_2O vor der Lavage auf 0,074 l/cm H_2O nach dem Eingriff jedoch deutlich.
Die *Fälle 2 bis 4* wurden in ähnlicher Weise vor allem blutgasanalytisch während der Lavage überwacht und bestimmte das Verhalten der Meßwerte mit die Zahl der Lavageschritte im Einzelfall.
Fall 2 konnte bereits 45 Minuten nach der Lavage extubiert werden und fühlte sich schon zu diesem Zeitpunkt subjektiv besser, beim Fall 3 dauerte die Entwöhnung 7 Tage, beim Fall 4 schließlich wurde der Pneumothorax drainiert und konnte der Patient nach 14 Tagen entwöhnt werden.

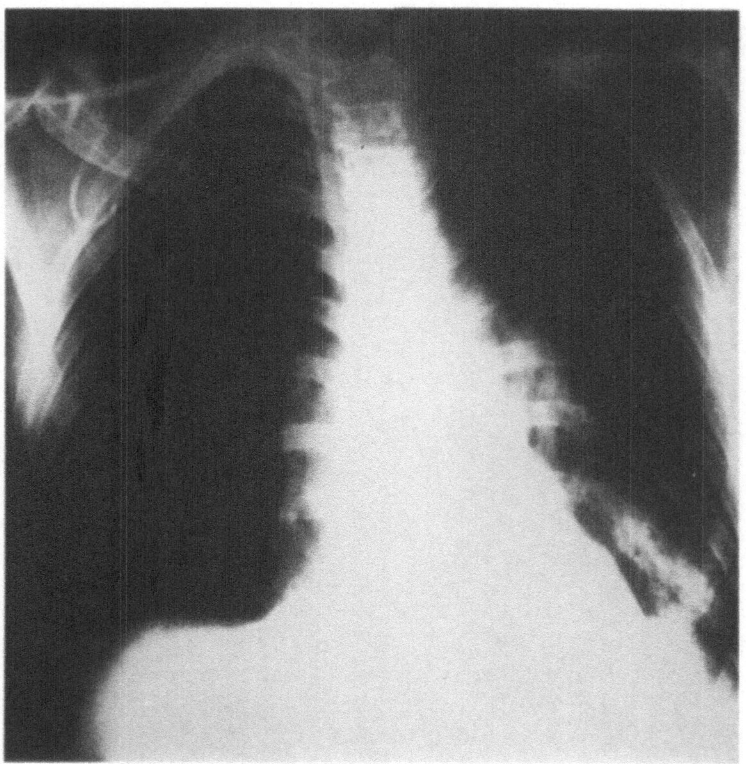

Abb. 4. H. F., 43 a, Mann (Fall 1, Tabelle 2): Röntgenkontrolle am zweiten Tag nach der Lavage: Restinfiltration li. Unterlappen, sonst o. B.

Diskussion

Gehen wir nun diskutierend auf die bei der „großen" Lungenlavage auftretenden pathophysiologischen Veränderungen ein, so soll allem voran die unbedingte Notwendigkeit eines kontrollierten Vorgehens mit Intensivüberwachung und Meßwerterhebung während und nach dem Eingriff betont werden.
Naturgemäß werden von der Lavage Gasaustausch und Atemmechanik betroffen sein, die Wasserfüllung der Lunge und die Ausspülung von Alveolarmakrophagen stellen weitere zu besprechende Probleme dar.

1. Gasaustausch: Die Blutgase verhalten sich während der Lavage typisch. Ein durch O_2-Beatmung initial erhöhter PaO_2 fällt nach Abklemmung und Kollaps der kranken Seite deutlich ab, steigt aber dann nach Flüssigkeitsfüllung der Lunge infolge druckbedingter Perfusionsumverteilung zur gesunden Seite und daraus resultierender Shuntminderung wieder an, um nach jeder Flüssigkeitsentleerung und Druckminderung mit Shuntvergrößerung wieder abzusinken. Dieses „PO_2-Schaukelphänomen" wiederholt sich bei jedem Spülvorgang und ist bereits mehrfach beschrieben *(12, 13)*.
Das $PaCO_2$ steigt als Ausdruck einer Lavage-bedingten alveolären Hypoventilation während des Eingriffes an (unser Fall 5: von 44 mm Hg auf 69 mm Hg), bessert sich aber wenige Stunden nachher wieder. Ramirez und Obenour *(10)* sehen in einer präexistenten Hyperkapnie eine Kontraindikation zur Lavage.

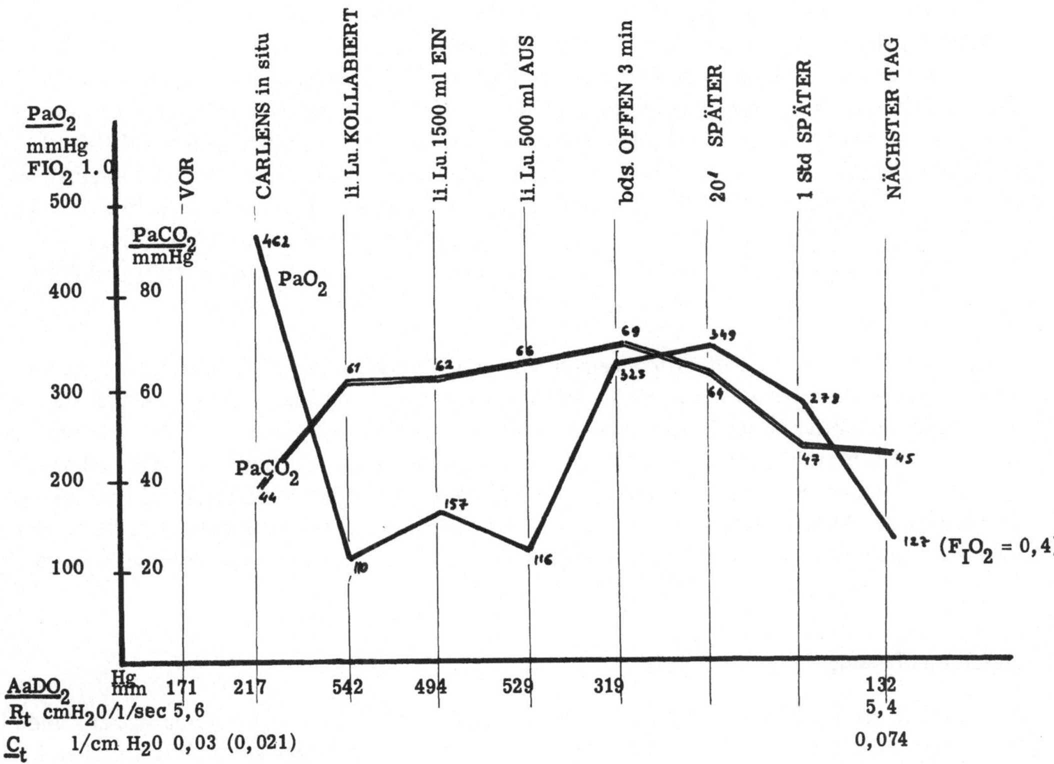

Abb. 5. B. L., 65a, Mann (Fall 5, Tabelle 2): Bronchiektasien, Pneumonie, akutes Lungenversagen (Kyphoskoliose). Blutgasanalytischer und atemmechanischer Verlauf während Lungenlavage. (Compliance/C_t – Resistance/R_t – Messung mittels Auprem). Beschreibung der Kurven siehe Text

2. *Atemmechanik:* Veränderungen der Atemmechanik während der Lavage sind mehrfach zu deuten: Durch die *Flüssigkeitsfüllung der Alveolen* fällt zunächst die Oberflächenspannung an der vorherigen Luft-Flüssigkeitsgrenze weg. Der Punkt gleicher Drucke innerhalb und außerhalb der Luftwege (EEP = equal pressure point) verschiebt sich in die Peripherie, es kommt damit zur Verengung peripherer Bronchialabschnitte, wodurch etwaige Sekretpfröpfe gelokkert, ausmassiert und durch die Flüssigkeit leichter ausgespült werden *(6)*. Die in unserem Fall 5 gemessene (Auprem-Gerät) Compliance-Besserung von 0,03 l/cm H_2O auf 0,074 l/cm H_2O ist als Ausdruck eines solchen Ausspüleffektes und dadurch bedingter Öffnung verstopfter Lungenbezirke nach der Lavage zu deuten. An eine mögliche *Ausspülung von Surfactant* ist schließlich auch zu denken: Kylstra *(6)* kam zwar nach Messung der Oberflächenspannung der Spülflüssigkeit nach Lungenlavage zu dem Schluß, daß – wenn überhaupt – so nur wenig Surfactant ausgewaschen werde. Strunin et al. *(15)* hingegen weisen in der Waschflüssigkeit Surfactantbestandteile nach, die von einem Lavage-geschädigten oder in Bronchialausgüsse einbezogenen Surfactant herrühren könnten. Auch eine Hemmung des Surfactant in situ durch die Waschflüssigkeit wird diskutiert und könnte Complianceabfall und Resistanceanstieg nach Lavage erklären. Solche etwaigen negativen atemmechanischen Teileffekte scheinen aber u. E. durch die positiven Globalwirkungen der Lavage auf die Atemmechanik, wie auch unsere Werte zeigen, mehr als kompensiert zu werden.

3. Wasserfüllung der Lunge (NaCl): Es liegt schließlich auf der Hand, die Füllung der Lunge mit Spülflüssigkeit in Analogie zum „Beinahe-Ertrinken" zu setzen. Das hypotone Ertrinken im Süßwasser und das hypertone Ertrinken im Meerwasser können dabei dem *„isotonen Ertrinken"* bei der Lavage gegenübergestellt werden. Nach der Lavage bleibt ein gewisses Rest-Spülvolumen in der Lunge zurück, welches bei unseren Bilanzen zwischen 600 und 1300 ml schwankte. Nach Ramirez-R und Obenour *(10)* lag die Spül-Ausfuhr in 13 von 15 Fällen über 50 % der Spül-Einfuhr (57–95 %). Manifeste Hypervolämien kommen dadurch nicht zustande, erhöhte Harnmengen wenige Stunden nach der Lavage konnten wir beobachten. Pulmonale Resorptionsvorgänge peribronchialer und perivaskulärer Flüssigkeitsmanschetten *(vgl. 14)* finden bis zu 48 Stunden nach dem Eingriff statt.

4. Ausspülung von Alveolarmakrophagen: Schlußendlich noch wenige Worte zum nachgewiesenen Lavage-bedingten Auswascheffekt auf die Alveolarmakrophagen, der zunächst als Beweis für die Effektivität der Methode im Alveolarbereich gewertet werden muß *(1)*. Ob nun dieser Auswascheffekt quantitativ ausreicht, den physiologischen Turnover der Makrophagen (ca. 2×10^6 Zellen/Std.) *(2)* zu überschreiten und damit zumindest vorübergehend eine lokale Minderung der Abwehrlage im Auswaschbereich zustandezubringen, muß dahingestellt bleiben. Aus den Ergebnissen unserer Fälle lassen sich jedenfalls keine negativen Einflüsse der Lavage in dieser Richtung ableiten.

Zusammenfassung

Zusammenfassend darf also festgestellt werden, daß die bei der großen Lungenlavage zustandekommende Überschreitung physiologischer Grenzen bei richtig ausgewählten Extremfällen imstande ist, dramatische Besserungen hervorzubringen. In vier unserer bisherigen fünf Fälle war eine solche Aussage auch im Eigenbereich klinisch unter Beweis zu stellen.
Die Spülung allerdings kontrolliert und entsprechend überwacht einzusetzen, ist dabei ungedingte Voraussetzung für den Erfolg. Dabei etwa auftretende akute mechanische Effekte wie intrathorakaler Druckanstieg mit Erhöhung der Drucke im Herzen und in der Lungenstrombahn sowie Minderung der Lungenperfusion und die Verschiebung des Mediastinums müssen mit entsprechendem pathophysiologischen Verständnis in Kauf genommen werden, an mögliche echte Komplikationen wie Aspiration auf die andere Seite und Überdehnung mit Barotrauma der Lunge ist ebenfalls zu denken.
Sich zum geeigneten Zeitpunkt aber doch an diese lange vergessene Methode zur Behandlung des respiratorischen Notfalles vornehmlich beim Formenkreis des Asthma bronchiale zu erinnern, kann dem einzelnen Patienten eine echte Chance bieten und für ihn von ausschlaggebender Bedeutung sein.

Literatur

1. Birley, D.M., Rochford, J.D.: The management of bronchial lavage. Proc. Roy. Soc. Med. *61*, 1159 (1968)
2. Brain, J.D.: Free cells in the lung. Arch. Int. Med. *126*, 477 (1970)
3. Dupont, F.S. Sphire, R.D.: Pulmonary lavage. Crit. Care Med. *2*, 161 (1974)
4. Harder, H.J.: Tracheo-bronchiale Lavage. Anaesthesist *21*, 413 (1972)
5. Huzly, A.: Bronchuswaschung beim therapieresistenten Status asthmaticus. Endoscopy *3*, 152 (1971)
6. Kylstra, J.A.: Lung lavage. In: Advances in respiratory care and physiology. Caldwell, T.B., Moya, F. (eds.), p. 142 ff. Springfield: Thomas 1973

7. Menges, G., Cardan, E., Ejeilat, S.: Selective bronchial lavage in Mendelson's syndrome. Anaesthesist *21*, 245 (1972)
8. Ramirez-R., J.: Pulmonary alveolar proteinosis: Treatment by massive bronchopulmonary lavage. Arch. Int. Med. *119*, 147 (1967)
9. Ramirez-R., J., Schultz, R.B., Dulton, R.E.: Pulmonary alveolar proteinosis: A new technique and rationale for treatment. Arch. Int. Med. *112*, 419 (1963)
10. Ramirez-R., J., Obenour, W.H.: Bronchopulmonary lavage in asthma and chronic bronchitis: Clinical and physiologic observations. Chest *59*, 146 (1971)
11. Rausch, D.C., Spock, A., Kylstra, J.A.: Lung lavage in cystic fibrosis. (Abstr.) Amer. Rev. Resp. Dis. *101*, 1006 (1970)
12. Rogers, R.M., Szidon, J.P., Shelburne, J., Neigh, J.L., Shuman, J.F., Tantum, K.R.: Hemodynamic response of the pulmonary circulation to bronchopulmonary lavage in man. New Eng. J. Med. *286*, 1230 (1972)
13. Smith, J.D., Millen, J.E., Safar, P., Robin, E.D.: Intrathoracic pressures and gas exchange during pulmonary lavage. Anesthesiology *33*, 401 (1970)
14. Staub, N.C., Gee, M., Vreim, C.: Mechanism of alveolar flooding in acute pulmonary oedema. In: Ciba Symposium on Lung Liquids. Amsterdam, Oxford, New York: Elsevier 1976
15. Strunin, L., Abrams, M.E., Simpson, B.R.: Effects of bronchial lavage on pulmonary surfactant. Proc. Roy. Soc. Med. *61*, 1162 (1968)
16. Thompson, H.T., Pryer, W.: Bronchial lavage in the treatment of obstructive lung disease. Lancet *1964 II*, 8
17. Vicente, G.: Le lavage des poumons. Presse medicale *78*, 1266 (1929)
18. Wasserman, K., Blank, N., Fletcher, G.: Lung lavage (alveolar washing) in alveolar proteinosis. Amer. J. Med. *44*, 611 (1968)
19. Williams, E.: Bronchial lavage in status asthmaticus. Proc. Roy. Soc. Med. *61*, 1161 (1968)

Thromboserate bei Zentralvenenkathetern unter Berücksichtigung verschiedener Materialien

G. Bardach, M. Strickner und G. Pauser

Einleitung

Das Legen eines Zentralvenen (ZV) - Katheters in den oberen Hohlvenenbereichen ist an Intensivstationen eine Methode, auf die aus bekannten Gründen nicht mehr verzichtet werden kann. Der häufigste Zugang an der Abteilung für Intensivtherapie des Institutes für Anästhesiologie und der II. Chir. Univ.-Klinik Wien ist die V. subclavia oder die V. jugularis externa. Die Thrombosierung in den vom Katheter gefährdeten ZV-Abschnitten stellt immer ein Risiko dar. Es war daher Ziel der vorliegenden Arbeit, in einer prospektiven Studie bei länger liegenden V. cava sup.- Kathetern angiografisch zu untersuchen, inwieweit Zusammenhänge zwischen Thromboseneignung, Ausmaß der Thrombosen, Katheterlage und Kathetermaterial bestehen.

Krankengut und Methode

An 24 Patienten wurden 4 Typen von ZV-Kathetern aus 3 verschiedenen Materialien gelegt (Tabelle 1)

Tabelle 1. Verwendete ZV-Katheter

Katheter-Material	Markenname	Hersteller	Silikonisiert	Katheterlage	Fallzahl
PVC	Veno-Cath	Abbott	Nein	V. jugularis externa	2
PVC	Vygon-Sterile	Vygon	Nein	V. subclavia	6
Teflon	Ez-Cath	Deseret	Ja	V. subclavia	10
Polyäthylen	Cavafix	Braun	Ja	V. subclavia	6
					24

Das *Krankengut* bestand aus 4 Frauen und 20 Männern im Durchschnittsalter von 32 Jahren. Die Einweisungsdiagnose lautete in 14 Fällen auf Schädel-Hirn-Trauma, bei 5 Patienten lag ein Polytrauma vor, 1 Patient hatte eine abdominelle Schußverletzung erlitten und 4 Patienten standen wegen eines Carcinoms in postoperativer Intensivtherapie. Keiner der Patienten wurde heparinisiert oder mit anderen Antikoagulantien behandelt. Über den Cava-Katheter wurde im wesentlichen die Zufuhr eines hochkalorischen Infusionsprogramms vorgenommen. Die durchschnittliche Liegedauer der Katheter bis zum Zeitpunkt der angiografischen Untersuchung betrug 14 Tage, in zwei Fällen erfolgte die Untersuchung am 8. bzw. am 23. Tag. Zur Angiografie wurde je eine Cubitalvene beiderseits mittels einer Einmalkanüle punktiert. Anschließend wurden die kanülierten Venen mit physiologischer Kochsalzlösung auf ihre leichte Durchgängigkeit hin überprüft. Sodann wurden 90 ml eines 65%igen trijodierten, wasserlöslichen Kontrastmittels in 3 Sekunden injiziert, wobei beide Kanülen über einen Y-Kon-

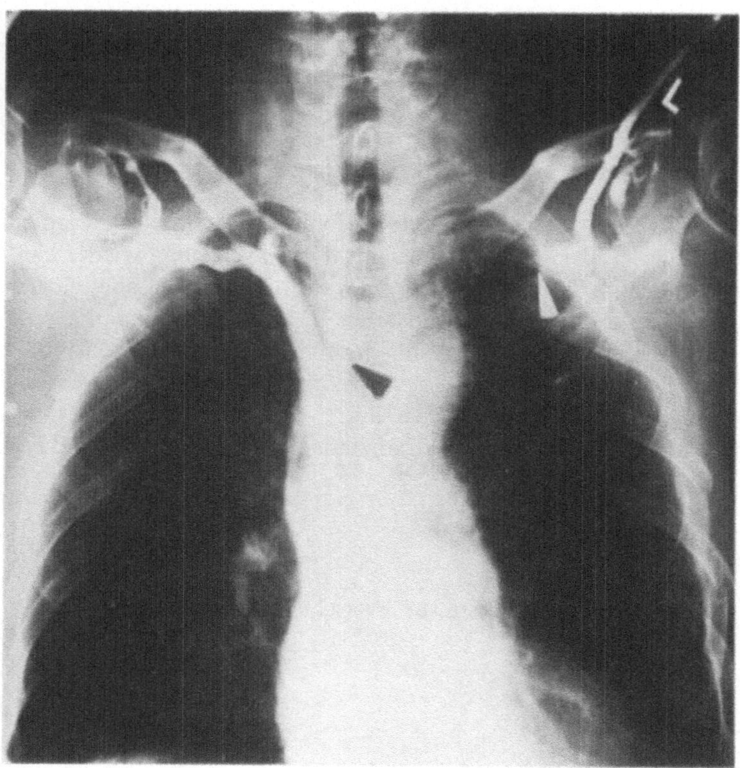

Abb. 1. 55 a, Mann, Polytrauma. Angiogramm 17 Tage nach Legen des Cava-Katheters (v. subclavia, Vygon, PVC). Verschluß der li. v. subclavia bis zur Bifurcatio vv. brachio-cephalicae (△)

nektor mit der Motorspritze verbunden waren. Die Hälfte der Kontrastmittelmenge wurde eingespritzt, bevor die Aufnahmeserie mit einem 35 x 35 cm Blattfilmwechsler begann. Das Programm beinhaltet 3 Bilder pro Sekunde für die ersten 3 und ein Bild pro Sekunde für weitere 12 Sekunden. Gegen Ende des Programmablaufes erfolgte noch eine manuelle Injektion von 10 ml Kontrastmittel in den ZV-Katheter, um dessen Verlauf zu markieren. Während der gesamten Untersuchung wurde der Patient wegen möglicher Herzrhythmusstörungen mittels EKG überwacht.

Ergebnisse

Bei der angiografischen Darstellung der 24 gelegten ZV-Katheter wurde 12 mal eine Thrombose festgestellt.

Im Bereiche beider in die V. jugularis ext. eingelegten Veno-Caths aus PVC fanden sich katheterwandständige Thromben.

Von 6 Vygon-Kathetern, ebenfalls aus PVC, mit Position in der V. subclavia zeigten 4 Thrombosen, welche in 2 Fällen die Gefäße komplett verschlossen hatten. In der Abb. 1 sieht man das Angiogramm eines 55jährigen, polytraumatisierten Patienten, der am 17. Tag nach Legen des Cava-Katheters angiografiert wurde. Der Verschluß der linken V. subclavia bis zur Bifurcatio vv. brachio-cephalicae ist total (siehe Pfeile)! Nach Diskussion mit den Gefäßchirurgen

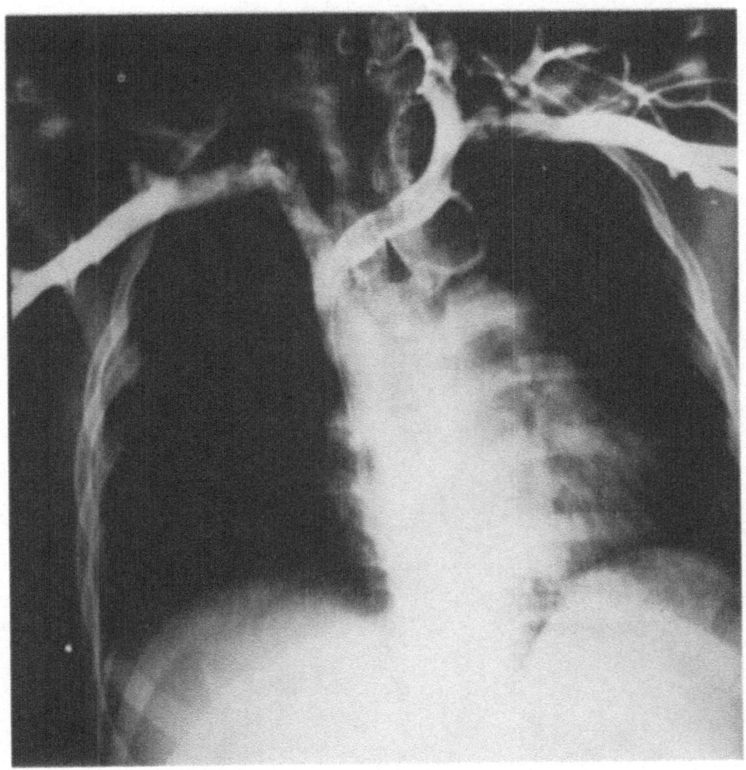

Abb. 2. 19a, Mann, SHT. Angiografie am 13. Tag nach Legen eines Cava-Katheters (v. subclavia, Vygon, PVC). Thrombus in der v. anonyma sin. (Δ)

und in Anbetracht des bestehenden klinischen Bildes wurde von einer chirurgischen Intervention Abstand genommen. In Abb.2 bei einem 19jährigen Patienten nach SHT erfolgte die Angiografie am 13. Tag nach Legen des Katheters. Zum Unterschied vom vorher gezeigten Patienten wird der in der V. anonyma sin. gelegene Thrombus noch von Kontrastmittel umspült (siehe Pfeil).

Deseret-Katheter aus Teflon mit Subclavia-Lage wurden bei 10 Patienten untersucht. Bei genauem Betrachten der Abb. 3 sieht man mehrere wandständige Thromben mit subtotalem Verschluß der V. subclavia und V. anonyma dextr. bei einer 27jährigen Patientin, die wegen eines abdominellen Tumors postoperativ parenteral ernährt wurde. Die Angiografie erfolgte bereits am 8. Tag.

Bei 6 untersuchten Cavafix-Systemen aus silikonisiertem Polyäthylen bei Subclavia-Positionen waren nur bei einem Patienten kleine wandständige Thromben zu verifizieren. Die Röntgendarstellung war am 16. Tag nach Katheterlage erfolgt.

Diskussion

Vorbehaltlich der noch geringen Fallzahl einer laufenden Studie möchten wir festhalten, daß die Position in der V. jugularis externa für eine Langzeitkatheterlage ungünstig ist *(1, 2)*, was wir auch durch unsere klinischen Erfahrungen bestätigen möchten. Des weiteren scheinen

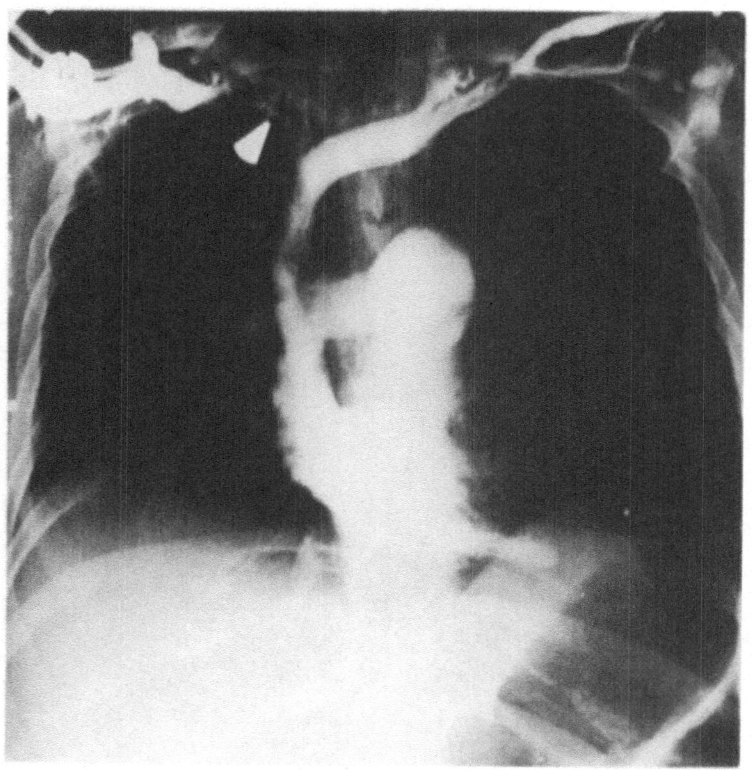

Abb. 3. 27 a, Frau, postoperative (abdomineller Tumor) parenterale Ernährung. Angiografie am 8. Tag nach Legen des Cava-Katheters (v. subclavia, Deseret, Teflon). Mehrere wandständige Thromben mit subtotalem Verschluß der v. subclavia und v. anonyma d. (△)

sich doch Zusammenhänge zwischen Kathetermaterial und Thromboserate anzudeuten.

Nach Judkins *(4)* sind folgende Faktoren für die Aktivierung der intravasalen Gerinnung von Bedeutung: Wasserabstoßungsfähigkeit, elektrische Ladung, humoraler Effekt, Turbulenz und Oberflächenrauhigkeit.

Hervorzuheben sei aus unseren vorläufigen Ergebnissen die deutlich niedrigere Thromboserate bei den silikonisierten Kathetermaterialien. Silikonisierte Oberflächen besitzen bekanntlich eine stark wasserabstoßende Wirkung. Ein weiterer, in der Literatur *(3)* immer wieder erwähnter Faktor ist die Oberflächenrauhigkeit. Es wurde durch rasterelektronenmikroskopische Untersuchungen demonstriert, daß Polyäthylen gegenüber Teflon und PVC eine geringere Thromboserate besitzt.

Auf Grund unserer vorläufigen Ergebnisse und der vorliegenden Literatur müßte somit der ideale Katheter ein silikonisierter Polyäthylen-Katheter sein. Abschließend möchten wir jedoch besonders darauf hinweisen, daß mit der von uns inaugurierten Technik Thrombosen mit größerer Treffsicherheit diagnostiziert und deren Ausmaß und Lokalisation exakter dargestellt werden können.

Die genaue Diagnose einer Thrombose in den Zentralvenenabschnitten bedeutet aber bei einem Intensivpatienten ein schnelleres und damit besseres therapeutisches Vorgehen.

Literatur

1. Burri, C., Gasser, D.: Der Vena Cava-Katheter, Anaesthesiologie und Wiederbelebung, Band 54. Berlin, Heidelberg, New York: Springer 1971
2. Bauer, H.: Über die Komplikationen des Vena-subclavia-Katheters und deren Verhütung. Infusionstherapie *2*, 134–142 (1975)
3. Costello, M., Stanczewski, B., Vriesmann, P., Lucas, T., Srinivasan, S., Sawyer, P.N.: Correlations between electrochemical and antithrombogenic characteristics of polyelectrolyte materials. Trans. Amer. Soc. Artif. Int. Organs *16*, 1 (1970)
4. Judkins, M.B.: Surface characteristics of vascular catheters: Exhibit of meeting Americ. Roentgen Ray Society 1976

Das spinale Reflexgeschehen beim sogenannten „Hirntoten“

H. Binder, V. Draxler, P. Sporn, F. Gerstenbrand und C. Watzek

Die in den letzten Jahren zunehmende Zahl von Transplantationen brachte zwangsläufig eine intensive Auseinandersetzung mit dem Problem des irreversiblen Ausfalls der Hirnfunktionen, dem „Hirntodsyndrom” mit sich. Dementsprechend beschäftigen sich zahlreiche Publikationen der letzten Jahre *(2, 3, 4, 6, 11, 12, 16, 17, 18, 20, 21, 22)* mit der möglichst frühzeitigen Erkennung des bestehenden Ausfalls der Hirnfunktionen und seiner Irreversibilität. Erst die Feststellung der Irreversibilität zieht Konsequenzen bezüglich Beendigung der Therapie oder möglicher Organentnahme nach sich. Es ergibt sich also die Notwendigkeit der Festlegung bestimmter Kriterien *(1, 7)*, wobei in den letzten Jahren gewisse motorische Phänomene besonders hervorgehoben wurden, die allgemein als spinale Reflexe in die Literatur Eingang fanden *(5, 9, 12, 18, 22)*.
Bereits seit dem Jahre 1968 wurden an den Intensivstationen der beiden chirurgischen Kliniken und des Institutes für Anästhesiologie der Universität Wien bei über 40 Patienten mit Hirntodsyndrom Untersuchungen über die Möglichkeit der Auslösung auch bisher unbekannter spinaler Reflexe durchgeführt. Erste Ergebnisse darüber wurden 1974 im Rahmen des Symposiums für Neurologische Intensivmedizin in Gießen vorgestellt.
Ziel dieser Arbeit war es, einerseits die Suche nach neuen spinalen Reflexen fortzusetzen und andererseits die Dynamik des gesamten spinalen Reflexgeschehens zu erfassen.

Methodik

An der Intensivbehandlungsstation der I. Chirurgischen Klinik und des Institutes für Anästhesiologie der Universität Wien wurden bei 15 Patienten (10 Männer, 5 Frauen) mit Hirntodsyndrom unterschiedlicher Ätiologie (8 Schädelhirntraumen mit Sekundärkomplikationen, 6 spontane Subarachnoidalblutungen und ein Kleinhirnbrückenwinkeltumor postoperativ; Tabelle 1) ab dem Zeitpunkt der erstmaligen Feststellung des Fehlens aller zerebralen Funktionen in stündlichen Intervallen während der in Österreich vorgesehenen Schwebezeit von 6 Stunden spinale Reflexe dokumentiert. Die insgesamt 18 untersuchten motorischen Phänomene sind in Tabelle 2 zusammengestellt. Sie gliedern sich in 17 mögliche Reflexe beim Mann und 14 bei der Frau. Besonderes Augenmerk wurde auf die Anzahl der pro Zeiteinheit auslösbaren spinalen Reflexe, die dazu notwendige Reizlokalisation und auf die genaue Beschreibung des Ablaufs der jeweils folgenden motorischen Reaktion gerichtet.

Ergebnisse

Die Patienten wurden der Ätiologie nach in drei Gruppen: Schädelhirntrauma mit Sekundärkomplikationen, spontane Subarachoidalblutung und Zustand nach operiertem Kleinhirnbrükkenwinkeltumor unterteilt und die Anzahl der pro Untersuchungszeitpunkt ausgelösten in Prozent der maximal möglichen motorischen Schablonen angegeben.
Wie aus Abb. 1 ersichtlich, zeigt das spinale Reflexgeschehen in der Gruppe der Schädelhirntraumen diesbezüglich einen wellenförmigen Verlauf. Zu Beginn des Untersuchungszeitraumes waren von der Anzahl maximal möglicher Reflexe im Mittel 30% auslösbar, zwei Stunden

Tabelle 1. Übersicht des Krankengutes mit Hirntodsyndrom nach Alter, Geschlecht und Diagnose

Pat.	Name	Alter	Geschlecht	Diagnose
1	N.E.	2 1/2 a	m	Schädelhirntrauma. subdurales Hämatom
2	B.J.	19 a	m	Schädelhirntauma, intrazerebr. Massenblutung
3	S.H.	21 a	w	Schädelhirntrauma, subdurales Hämatom
4	K.E.	25 a	m	Schädelhirntrauma, epidurales Hämatom
5	S.J.	47 a	m	Hirndurchschuß, Hämatocephalus internus
6	W.E.	19 a	m	Schädelhirntrauma, subdurales Hämatom
7	S.K.	16 a	m	Schädelhirntrauma, epidurales Hämatom
8	P.R.	11 a	m	Schädelhirntrauma, Thrombose Sinus sag. sup.
9	L.B.	59 a	w	Ruptur eines Aneurysma d.A. comm. ant., A. cereb. ant.
10	S.S.	53 a	w	Ruptur eines Aneurysma d.A. comm. ant.
11	P.M.	45 a	w	Ruptur eines Aneurysma d.A. cerebri media
12	N.B.	36 a	m	Ruptur eines Aneurysma d.A. cerebri media
13	S.S.	20 a	w	Ruptur eines Angioma racemosum
14	S.F.	49 a	m	Ruptur eines Aneurysma d.A. cerebri ant.
15	A.A.	62 a	m	St. p. Op. Kleinhirnbrückenwinkeltumor, Hydroceph. occlusus, Hirnstammblutung

später war ein Maximum von 40 % erreicht. Nach einer Verminderung auf 33 % in der folgenden Stunde und einem kurzen Anstieg auf 34 % in der 5. Stunde zeigte sich zum Ende des Untersuchungszeitraumes eine neuerliche Reduktion der spinalen Aktivität auf 31 %.
Der eine Patient mit operiertem Kleinhirnbrückenwinkeltumor zeigte insgesamt einen sehr homogenen Verlauf mit einem Ausgangs- und Endwert von 25 %, einem Maximum von 31,5% nach der 1. und 2. Stunde und einem Minimum von 19% nach der 5. Stunde.
Im Gegensatz dazu bietet die Gruppe der spontanen Subarachnoidalblutungen ein wesentlich geringer ausgeprägtes Reflexgeschehen, das in den ersten drei Stunden des Untersuchungszeitraumes bei starker Streuung Mittelwerte zwischen 2,5 und 4% aufweist, in der 4. Stunde auf 8,5% ansteigt, in der 5. Stunde ein Maximum von 14,5% erreicht und zum Ende der Untersuchung auf 12,5% absinkt.
Unter den 18 untersuchten Reflexen sind drei hervorzuheben, die unseres Wissens erstmalig von uns beim Hirntodsyndrom geprüft wurden. Es ist dies der Bulbocavernosusreflex beim Mann. Er entspricht dem bei der Frau bereits seit längerem bekannten Vaginalreflex. Die beiden anderen sind der Greifreflex der unteren Extremität und der Großzehen-Extensions-Flexionsreflex (s. Tabelle 2). Bezüglich der Reizlokalisation ist noch zu bemerken, daß gerade die Reflexe der Genito-Anal-Region vor allem bei Patienten nach einem Schädelhirntrauma aus sogenannten „erweiterten Zonen", wie z. B. vom Unterbauch oder vom gesamten Oberschenkel bis zum Knie, auslösbar waren. Diese Zonen zeigten weder eine Übereinstimmung mit Segmenten noch mit dem Versorgungsbereich sensibler Nerven.

Tabelle 2. Untersuchte spinale Reflexe mit Auslösungsmodus und Ablauf. Reihung der Reflexe nach der gefundenen Häufigkeit

Reflexe	Auslösung	Ablauf
Cremaster-R.	Bestreichen der Oberschenkelinnenseite	Kontraktion des homolateralen M. cremaster
Scrotal-R.	Stichreiz am Scrotum	Wurmförmige Kontraktion der Tunica dartos
Plantarflexion	Bestreichen des lateralen Fußsohlenrandes gegen die Zehen	Tonische Plantarflexion aller Zehen bes. der Großzehe in den Grundgelenken
Beckenboden-R.	Stichreiz am Perineum	Kontraktion der Beckenbodenmuskulatur
Anal-R.	Stichreiz perianal	Kontraktion des M. sphinkter ani externus
Bulbocavernosus-R.	Stichreiz an der Symphyse	Kurze Kontraktion des M. bulbocavernosus
Erektion-Priapismus	Stichreiz am Penisschaft, spontan oder auf Katheterreiz	Kurzfristige Erektion Priapismus
Vaginal-R.	Stichreiz am Introitus vaginae	Kurze Kontraktion des M. bulbocavnosus
Großzehen-Extensions-Flexions-R.	Loslassen der Großzehe aus maximaler Extension oder Flexion	Langsam ablaufende Flexion wellenförmig von der 2. zur 5. Zehe
Flucht-R. der unt. Extremität	Stichreiz an der Fußsohle u. Unterschenkel	Beugebewegung der ges. unteren Extremität
Nackenbeuge-Abdominal-R.	Anteflexion des Kopfes	Kontraktion des M. rectus abdominis
Greifreflex der Zehen	Stichreiz an den Zehenballen	Kurze Beugebewegung aller Zehen
Galant-R.	Bestreichen der lat. Thoraxwand craniocaudal	Kontralaterale Beuge- und homolaterale Wälzbewegung d. Oberkörpers
Adduktions-R. d.ob. Extremität	Stichreiz am lateralen Pectoralisrand	Adduktion u. nachfolgende Innenrotation der entspr. ob. Extremität
Achillessehnen-R.	Schlag auf gespannte Achillessehne	Kurze Kontraktion des M. soleus
Flucht-R. der ob. Extremität	Stichreiz an der Hohlhand und Unterarm	Spreizen d. Finger, Beugung im Ellbogengelenk, Hochziehen d. Schulter
Greifreflex der Hand	Stichreiz über den Köpfchen der Ossa metacarpalia	Kurze Flexion der Finger
Bauchhaut-R.	Horizontales Bestreichen der Bauchhaut	Kurze Kontraktion des M. transversus abdominis im entspr. Segment

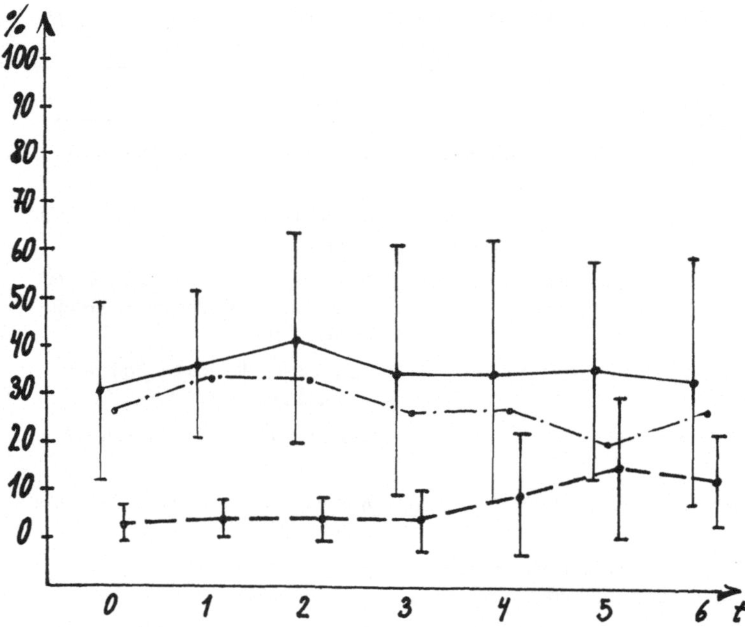

Abb. 1. Darstellung des Reflexgeschehens der einzelnen Gruppen (gesamt 15 Patienten) in Prozent der maximal möglichen Reflexe pro Untersuchungszeitpunkt mit Standardabweichung. *Durchgezogene Linie:* Schädelhirntrauma mit Sekundärkomplikationen. *Gestrichelte Linie:* spontane Subarachnoidalblutung. *Strich-Punkt-Linie:* Kleinhirnbrückenwinkeltumor postoperativ

Diskussion

Die Feststellung des eingetretenen Hirntodes richtet sich unter Berücksichtigung eines Zeitfaktors nach klinischen und elektroenzephalographischen Kriterien. Diesbezüglich wurden bereits mehrfach Empfehlungen ausgearbeitet *(1, 7)*, die sich aber auf einige wenige Punkte beschränken. Es sind dies für die Dauer eines bestimmten, von Staat zu Staat differenten Zeitabschnittes Bewußtlosigkeit, Fehlen von Spontanatmung und Nullinien-EEG. Während die Deutsche Gesellschaft für Chirurgie *(1)* zusätzlich eine beidseitige Mydriasis und fehlende Lichtreaktion fordert, ist für das Komitee der Harvard Universität außerdem das Fehlen von Reflexen obligat *(7)*. Wie die Erfahrungen der letzten Jahre gezeigt haben, sind die erwähnten Punkte jedoch nur mit Einschränkungen anwendbar. So wird in keiner Weise der Zusammenbruch der Kreislauf- *(15)* und Temperaturregulation *(14)* erwähnt und nur allgemein von Reflexlosigkeit gesprochen. Es ist jedoch bereits seit Jahren die Möglichkeit des Auftretens spinaler Reflexe bekannt *(10, 22, 23)*. Ein Festhalten an den erwähnten Kriterien würde deshalb zu einer Verunsicherung und Ungenauigkeit in der Feststellung des Hirntodes führen, worauf neuere Publikationen *(8, 13, 19)* verweisen.

In Tabelle 3 sind jene Kriterien angeführt, nach denen sich die klinische Bestimmung des Todeszeitpunktes in Österreich bereits seit Jahren richtet. Hervorzuheben ist der Ausfall der vegetativen Steuerungsfunktion des Hirnstammes sowie die obligate Areflexie im Hirnnervenbereich.

Spinale Symptome im Sinne von Fremd- und Eigenreflexen wurden bisher als nicht obligat angenommen *(2)* und für die Diagnose des Hirntodes als irrelevant bezeichnet *(19)*. Trotzdem

Tabelle 3. Kriterien zur Feststellung des irreversiblen Ausfalles der Hirnfunktionen

1. Klinische Kriterien:
Bewußtlosigkeit
Fehlen jeder spontanen Motorik
Keinerlei Reaktion auf sensorische Reize
Schlaffer Muskeltonus
Pupillen maximal weit und reaktionslos
Fehlen der Hirnstammreflexe
Atemstillstand
Hypothermie bzw. Poikilothermie
Mangelnde Reagibilität des Kreislaufes
Bestehenbleiben der oben genannten Symptome durch 6 Stunden
Spinale Reflexe als Fremd- und Eigenreflexe (bisher nicht obligat)
Mechanische Muskelkontraktionen (idiomuskulärer Wulst)

2. Isoelektrisches Hirnstrombild:
Über 6 Stunden zweistündliche Registrierung durch jeweils 20 Minuten

3. Ausschluß von akuten Intoxikationen, schwerer Anoxie nach Herzstillstand etc. und Hypothermie unter 30°.

ist es notwendig, mit aller Deutlichkeit im Rahmen der oben genannten Kriterien auf das Auftreten spinaler Symptome hinzuweisen, da derartige motorische Phänomene dem Unerfahrenen die Diagnose des Hirntodes erschweren können. Diese Reflexe stellen Bewegungsabläufe dar, die durch einen äußeren Reiz ausgelöst, als Ausdruck einer spinalen Eigentätigkeit gewertet werden. Nach Ablauf einer kontinuierlichen Desintegration komplizierter Bewegungsformen im Stadium der Hirnstammenthemmung (Mittelhirn-, Bulbärhirnsyndrom) stellen diese spinalen Reflexe die primitivste motorische Reaktion nach einem äußeren Reiz dar. Daher erleichtert eine lückenlose Dokumentation der verschiedenen Stadien der Hirnstammenthemmung das Erkennen jenes Zeitpunktes, zu dem zerebrale Funktionen nicht mehr vorhanden sind und autonome spinale Aktivitäten hervortreten.
Wie aus der Abb. 1 ersichtlich, besteht ein gewisser Zusammenhang der spinalen Reflexe in Zahl und zeitlichem Ablauf mit der primären zerebralen Schädigung. So zeigt sich, daß nach einem zerebralen Trauma eine Fülle von motorischen Rückenmarksaktivitäten auftreten, die unter Umständen sogar schon in der Phase der Hirnstammenthemmung erstmals in Erscheinung treten können. Global besteht ein wellenförmiger Verlauf. Dies betrifft vor allem jene motorischen Aktivitäten, deren afferenter Schenkel über das Lumbosakralmark verläuft. Neben diesen Reflexen lassen sich, wenn auch seltener, noch eine Reihe von motorischen Schablonen über das Halsmark und den thorakalen Abschnitt des Rückenmarks auslösen. Eine mögliche Erklärung für das vermehrte Vorkommen von spinalen Reflexen beim Hirntodsyndrom im Rahmen eines Schädelhirntraumas könnte in dem im Vergleich zur Subarachnoidalblutung meist weniger betroffenen Rückenmark liegen. Das bevorzugte Auftreten von Reflexen im Bereich der Genito-Anal-Region und der unteren Extremitäten läßt sich durch den Eigenapparat der Intumescentia lumbalis erklären. Für den wellenförmigen Ablauf des Reflexgeschehens findet sich im Augenblick keine Erklärung.
Bei Bewertung der motorischen Aktivitäten beim Hirntodsyndrom nach Subarachnoidalblutung nicht-traumatischer Genese fällt auf, daß das Reflexgeschehen nicht so ausgeprägt erscheint wie beim zerebralen Trauma. Einerseits zeigt sich die Aktivität fast nur auf den Be-

reich des Lumbosakralmarkes beschränkt, andererseits treten die beschriebenen Reflexe erst in der zweiten Hälfte des Untersuchungszeitraumes in Erscheinung und nehmen dann aber an Intensität zu. Eine mögliche Erklärung wäre in der schädigenden Wirkung des im Subarachnoidalraum verteilten Blutes zu suchen.

Für das Verhalten der spinalen Reflexe bei dem Patienten mit Tumor der hinteren Schädelgrube ist keine verwertbare Interpretation möglich.

Faßt man nun alle an den 15 Patienten erhobenen Befunde zusammen, so zeigt sich, daß in jedem Falle unabhängig von der Ätiologie und dem Ausmaß der primären zerebralen Schädigung zumindest kurzfristig eine oder mehrere der angeführten motorischen spinalen Aktivitäten nachzuweisen war. Dies legt den Schluß nahe, daß das Auftreten spinaler Reflexe im Anschluß an eine kontinuierliche Desintegration der zerebralen Funktionen, wie sie sich in Form des Mittelhirn- und Bulbärhirnsyndroms darstellt, als zusätzlicher Beweis für den Ausfall zerebraler Funktionen angesehen werden kann.

Zusammenfassung

Wie die Erfahrung an einer größeren Gruppe von Hirntoten gezeigt hat, ist entgegen der früheren Ansicht die Annahme der motorischen Stille als obligates Symptom beim irreversiblen Ausfall der Hirnfunktionen in keiner Weise mehr aufrechtzuerhalten. Verschiedene Untersuchungen anderer Autoren sowie auch unserer eigenen Gruppe haben gezeigt, daß in der Regel sogenannte spinale Reflexe nachweisbar sind. Exakte Untersuchungen in stündlichen Intervallen durch 6 Stunden ergeben an einem Untersuchungsgut von 15 Fällen mit Schädelhirntrauma, spontaner Subarachnoidalblutung und einem Patienten nach operiertem Hirntumor in jedem Falle das Auftreten von spinalen Reflexen, wenn auch in Einzelfällen nur kurzfristig. Am häufigsten waren jene motorischen Aktivitäten nachzuweisen, welche im unteren Rückenmark integriert sind.

Literatur

1. Ad hoc Comittee of the Harvard Medical School: A definition of irreversible coma. J. Am. Med. Ass. *205*, 337–340 (1968)
2. Arnold, H.: Hirntod. Nervenarzt *47*, 529–537 (1976)
3. Bashes, B.: A definition of cerebral death. Am. Rev. Med. *26*, 665–701 (1975)
4. Blach, P.M.: Criteria of brain death: Review and comparison. Can. Med. Assoc. J. *112*, 69–74 (1975)
5. Bronisch, E.W.: Zum Reflexverhalten im Hirntod. Nervenarzt *40*, 592–593 (1969)
6. Bücheler, E., Käufer, C., Düx, A.: Zerebrale Angiographie zur Bestimmung des Hirntodes. Fortschr. Röntgenologie *113*, 702–726 (1970)
7. Deutsche Gesellschaft für Chirurgie: Todeszeichen und Todesbestimmung. Chirurg *39*, 196–197 (1968)
8. Gerstenbrand, F.: Die klinische Symptomatik des irreversiblen Ausfalls der Hirnfunktionen. Das Vorstadium und die spinalen Reflexe. In: Die Bestimmung des Todeszeitpunktes. Krösl, W., Scherzer, E. (Hrsg.), S. 19–25. Wien: Maudrich 1973
9. Gerstenbrand, F., Krenn, J., Kretschmer, G., Lackner, F., Steinbereithner, K.: Beobachtungen über das Auftreten von spinalen Reflexen nach irreversiblem Zusammenbruch der Hirnfunktionen. Symposium für Neurologische Intensivmedizin, Gießen 1974
10. Gerstenbrand, F., Lücking, C.H.: Die akuten traumatischen Hirnstammschäden. Arch. Psychiat. Nervenkrh. *213*, 264–281 (1970)
11. Jorgensen, P.B.: Brain death: Several appearances of inhaled hydrogene in the diagnosis of cerebral circulatory arrest. Acta Neurochir. (Wien) *30*, 187–193 (1974)
12. Käufer, C.: Die Bestimmung des Todes bei irreversiblem Verlust der Hirnfunktion. Heidelberg: Hütling 1971

13. Kugler, J., Angstwurm, H., Finsterer, U., Osterpowitz, B., Ross, A.: Das Erlöschen der zerebralen Funktion vor dem Tod. In: Die Bestimmung des Todeszeitpunktes. Krösl, W. Scherzer, E. (Hrsg.), S. 93–102. Wien: Maudrich 1973
14. Lausberg, G.: Zerebrale Störungen der Temperaturregulation. Acta Neurochir. Suppl. IX (1972)
15. Lorenz, R.: Wirkungen intrakranieller raumfordernder Prozesse auf den Verlauf von Blutdruck und Pulsfrequenz. Acta Neurochir. Suppl. XX (1973)
16. Mills, D.W.: Statutory brain death? J. Am. Med. Ass. *229*, 1225–1226 (1974)
17. Mishkin, F.: Determination of cerebral death by radionuclide angiography. Radiology *115*, 135–137 (1975)
18. Penin, H., Käufer, C.: Der Hirntod. Stuttgart: Thieme 1969
19. Penin, H., Käufer, C.: Kriterien des zerebralen Todes aus neurologischer Sicht. In: Die Bestimmung des Todeszeitpunktes. Krösl, W., Scherzer, E. (Hrsg.), S. 19–25. Wien: Maudrich 1973
20. Spann, W., Kugler, J., Liebhardt, E.: Tod und elektrische Stille im EEG. Münch. med. Wschr. *109*, 2161–2189 (1967)
21. Van Fill d'Aulins de Bourouill, H.A.: Death diagnosis with reference to irreversible comatose artificially ventilated patients: Conclusion from study of the literature. Ned. Tijdschr. Geneesk, *119*, 45–64 (1975)
22. Wawersik, E.: Kriterien des Todes. Studium Generale *23*, 319–330 (1970)
23. Zender, E., Cornu, O.: Les critères de la mort cérébrale. Schweiz. Med. Wschr. *100*, 408–414 (1970)

Die Beeinflussung der Stuhlflora kardiochirurgischer Patienten durch verschiedenartige antibiotische Abschirmungen

M. Semsroth, H. Benzer, W. Haider, F. Lackner, E. Domanig, R. Gherardini, H. Pichler und M. Rotter

Die antibiotische Abschirmung ist aufgrund der steigenden Konfrontation mit Nebenwirkungen immer mehr in das Schußfeld der Kritik getreten. Auf der anderen Seite ist es bei kardiochirurgischen Eingriffen sinnvoll und notwendig, Antibiotika einzusetzen. Diese Patienten haben meist eine primär herabgesetzte Widerstandskraft, sie unterziehen sich einem mehrstündigem Operationstrauma, wodurch es zu zellulärer und humoraler Immunsuppression kommt, und sie erfahren durch den Einsatz der Herzlungenmaschine eine zusätzliche Infektionsgefahr. Für die Auswahl der Antibiotika ist vor allem ihre Wirksamkeit auf grampositive Kokken, aber auch auf die gramnegativen Erreger von Bedeutung.

Wir haben nun unsere Aufmerksamkeit den gramnegativen Erregern, zu denen die Klebsiellen und die E. Coli gehören, entgegengebracht und als Indikator für die Wirksamkeit bei 2 gängigen Antibiotika (Penicillin-Oxacillin-Kombination und Cephalosporin) die Stuhlflora herangezogen.

Das Krankengut rekrutierte sich aus allen kardiochirurgischen Operationen mit extrakorporaler Zirkulation und allen Operationen mit einer Fremdkörperimplantation (Patch, Graft), die innerhalb eines Jahres operiert wurden. Zusätzlich wurde eine dritte Gruppe von Herzpatienten ohne EKZ und ohne Fremdkörperimplantation untersucht, bei der es tolerabel schien, sie ohne Antibiotikaabschirmung zu lassen, die jedoch aufgrund des Fehlens obgenannter Kriterien schwer mit den ersten beiden Gruppen vergleichbar war.

Die Abnahme der Stuhlproben erfolgte

1. am Tag vor der Operation (Stuhl A),
2. am 2. postoperativen Tag aus dem 1. postoperativen Stuhl (Stuhl B),
3. am 5. postoperativen Tag aus dem 1. spontanen Stuhl (Stuhl C).

Untersucht wurden die Keimzahl der Enterobakterien, der Anteil der Klebsiellen an dieser Keimzahl und die Empfindlichkeit der Klebsiellen in vitro.

Ferner wurde jeweils der prozentuelle Anteil der Patienten ermittelt, die überhaupt Klebsiellen bzw. Coli im Stuhl aufwies.

Die *Keimzahl der Enterobakterien* (Tabelle 1) steigt nach 5 Tagen Antibiotikabehandlung etwas an, was weder auf ein massives Wuchern, noch auf eine eventuelle Suppression der Darmflora hindeutet.

Der *Klebsiellenanteil* (Tabelle 2) ist am Ende der Untersuchungszeit in den Stühlen der penicillinbehandelten Patienten deutlich höher als in den Stühlen der mit Cephalosporin behandelten. Eine ähnliche Aussage ergibt auch die Betrachtung der Anteiles der Patienten, die überhaupt Klebsiellen im Stuhl hatten (Abb. 1). Nicht ganz ein Viertel der Patienten (23%) weisen *präoperativ* (A-Stuhl) Klebsiellen auf. *Postoperativ* (C-Stuhl) ändert sich dieses Bild für die cephalosporinbehandelten Patienten praktisch nicht, während in der penicillinbehandelten Gruppe jetzt jeder zweite Patient Klebsiellen im Stuhl hat, ein Verhalten, das statistisch signifikant ist.

Offenbar ist dafür als Hauptursache die Resistenz der Klebsiellen gegen Penicillin zu nennen, woraus dann eine mögliche Selektion der gramnegativen Stäbchen durch das Antibiotikum erfolgen kann.

Tabelle 1. Medianwerte der Keimzahlen der Enterobakterien

	A-Stuhl	B-Stuhl	C-Stuhl
Penicillin-Stapenor	4 x 10^5	2,2 x 10^6	6 x 10^6
Cephalosporin (Cephradin)	3,2 x 10^5	2,5 x 10^6	3,0 x 10^6
Ohne Antibiotikum	1,0 x 10^6	2 x 10^6	2,4 x 10^6

Tabelle 2. Klebsiellenanteil an der Keimzahl der Enterobakterien (%)

	A-Stuhl	B-Stuhl	C-Stuhl
Penicillin-Stapenor	1,9%	3,7%	21,9%
Cephalosporin (Cephradin)	2,9%	2,8%	6,1%
Ohne Antibiotikum	0,8%	4,0%	3,4%

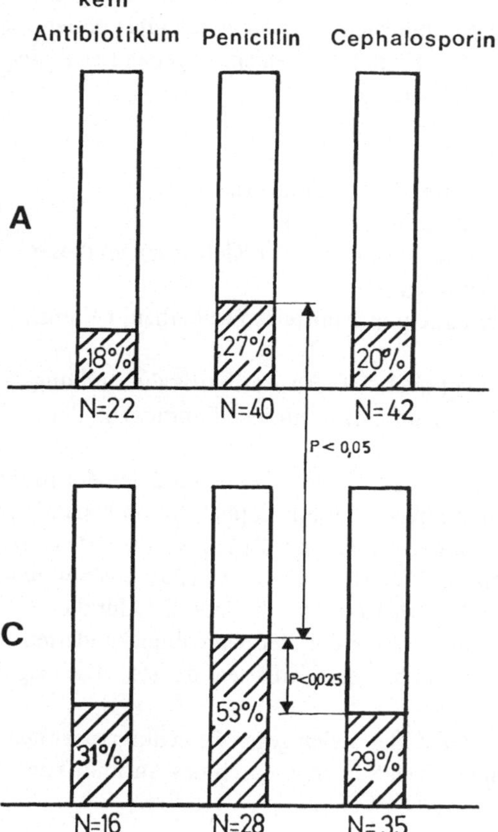

Abb. 1. Klebsiella-Frequenz

Tabelle 3. Klebsiellen-Empfindlichkeit in vitro (+empfindlich; – resistent)

	Empfindlichkeit	Cephalosporin	Penicillin (200E)
Penicillin Gruppe	+	26 (84%)	3 (10%)
	–	5 (16%)	28 (90%)
Cephradin Gruppe	+	23 (88%)	4 (15%)
	–	3 (12%)	22 (85%)

Dieser Befund ist auch deswegen hervorzuheben, weil durch die Immunsuppression die fakultativ pathogenen Keime (sogenannte „Opportunisten", zu denen die Klebsiellen gehören) zu manifest pathogenen werden können, und somit eine Gefahr für den Patienten darstellen.
Die Zahl der Patienten, die Escherichia Coli im Stuhl hatten, ändert sich während der Therapiedauer nicht, ob sie nun mit Penicillin oder Cephalosporin behandelt wurden.
Bei der *in-vitro-Testung der Klebsiellenempfindlichkeit* (Tabelle 3) erkennt man, daß es unerheblich ist, ob die Patienten mit Penicillin oder Cephalosporin behandelt wurden; im Untersuchungszeitraum bleibt die Empfindlichkeit gegen Cephalosporin annähernd gleich, d.h., daß es zu keiner Selektion resistenter Stämme kommt.
Dem offensichtlichen Vorteil, den das Cephalosporin für die Behandlung der Klebsiellen bringt, steht der Nachteil der möglichen Selektion von Enterokokken, Pseudomonas und Proteus gegenüber. Andererseits ist der Wert des Penicillins unbestritten, besonders in der Bekämpfung der grampositiven Kokken, die ja den Hauptanteil der positiven Blutkulturen der Herz-Lungen-Maschine ausmachen und die meist den Wegbereiter der gramnegativen Infektion darstellen.
Es sollten also, um Selektionen zu vermeiden, die Antibiotika *in Intervallen gewechselt* werden; bei Vorliegen eines Antibiogramms sollte auf die *Konkordanz der Antibiotikaapplikation* geachtet werden. Die Antibiotikaabschirmung, die unter den Voraussetzungen einer kardiochirurgischen Operation eher als eine frühzeitig begonnene Therapie, denn als eine Prophylaxe anzusehen ist, sollte schon bei *Narkosebeginn* erfolgen und die *hygienische Situation* zur Vermeidung von Querinfektionen sollte optimiert werden, um überhaupt die Voraussetzung für eine suffiziente Antibiotikatherapie zu schaffen.

Erweitertes hämodynamisches Monitoring in der Anästhesie und Intensivtherapie

H. Bergmann, S. Necek und B. Blauhut

Die Grundstufe einer *konventionellen* hämodynamischen Patientenüberwachung mit unblutiger Punktwertmessung des *Blutdruckes* und Zählung der *Pulsfrequenz* läßt nur eine diskontinuierliche Globalbeurteilung des Kreislaufes zu. Durch Miteinbeziehung eines *EKG*-Monitoring und der Messung des *zentralen Venendruckes* werden zusätzliche kardiale Aussagen zwar möglich, leistungsmäßig wird jedoch nur das rechte Herz erfaßt.
Erst eine kontinuierliche *blutige* Registrierung des *Systemdruckes*, die Messung des *Pulmonalisdruckes* (PAP) und des pulmonalen Kapillardruckes (PCW) („wedge pressure") sowie die Bestimmung des *Herzzeitvolumens* ergeben sowohl die Möglichkeit einer ununterbrochenen globalen Kreislaufbeurteilung als auch Aussagen über Druckverhältnisse in der Lungenstrombahn und über Leistungswerte des linken Herzens *(2, 3, 5, 16)*.
Die *Berechtigung*, ein solch erweitertes hämodynamisches Monitoring für unsere Tätigkeitsbereiche zu diskutieren, leiten wir zum einen von der an sich trivalen Tatsache ab, daß es sich dabei nur um eine *Übertragung gängiger Verfahren der Kardiochirurgie* auf die Allgemeinchirurgie und die Intensivtherapie handelt *(13)*. Zum anderen scheint uns eine Intensivierung der Patientenüberwachung aber auch wegen der *zunehmenden Zahlen kardiozirkulatorischer Risken* im Anästhesiebereich *(1)*, der bekannten *Polymorbidität* unserer *Intensivpatienten* und nicht zuletzt auch des verständlichen *Trends zur Meßwerterhebung* halber, mit dem wir nicht nur den Patienten besser zu beurteilen imstande sind, sondern auch eine entsprechende Kontrolle unserer eigenen Tätigkeit in die Hand bekommen, gerechtfertigt zu sein.

Material und Methodik

Seit 18 Monaten haben wir daher begonnen, im Eigenbereich ein derart erweitertes hämodynamisches Monitoring einzusetzen. In der *Anästhesie* vor allem die kontinuierliche Registrierung des Systemdruckes, in der Intensivtherapie darüber hinaus auch den Pulmonalisdruck, den „wedge pressure" und das Herzzeitvolumen.
Methodisch kanülieren wir zur *Blutdruckmessung* die a. radialis mit einer Medicut-Nadel, messen mit Statham-Transducer und registrieren auf Hellige-Gerät. *Pulmonalisdruck* und *„wedge"* werden mit Hilfe eines über die v. jugularis interna eingeführten Swan-Ganz Katheters *(10)* und mit Elema-Druckwandler und Siemens Gerät gemessen. Die bei der Einschwemmung am Oszilloskop sichtbar werdenden *Druckkurven* werden zur Lokalisation des Katheters verwendet (Abb. 1): dem tiefen *rechtsatrialen* Druck folgen die hohen systolischen Ausschläge und niedrigen diastolischen Werte des *rechten Ventrikels* und es folgt der Anstieg der Diastole in der *a. pulmonalis* und die deutliche Druckminderung, wenn der Katheter in *„wedge"* – Position zu liegen kommt. Abb. 2 zeigt den Weg des Pulmonaliskatheter bei der Einführung, die Katheterspitze kann links oder rechts zu liegen kommen, es kann sich auch einmal eine Schlinge etwa im rechten Ventrikel bilden. Das *Herzzeitvolumen* haben wir schließlich anfangs mit Hilfe der Farbstoffverdünnungsmethode über ein Lexington-Gerät, in jüngster Zeit ausschließlich über einen vierlumigen Swan-Ganz Katheter mittels Thermodilution *(10, 15)* bestimmt.

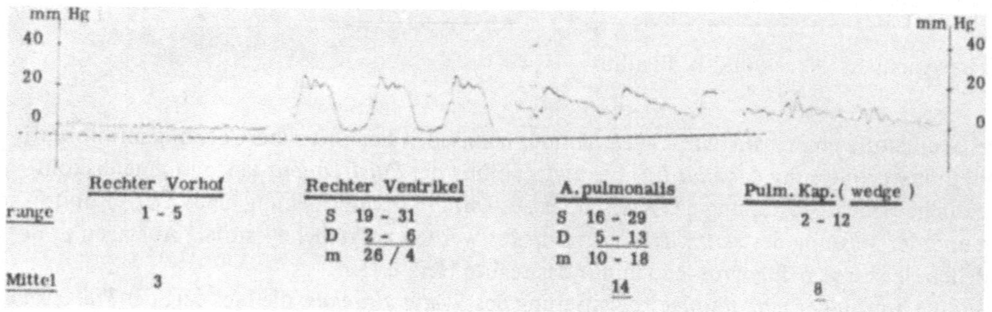

Abb. 1. Druck-Verlaufskurven beim Einführen eines Pulmonaliskatheters (S = systolisch; D = diastolisch; m = Mitteldruck)

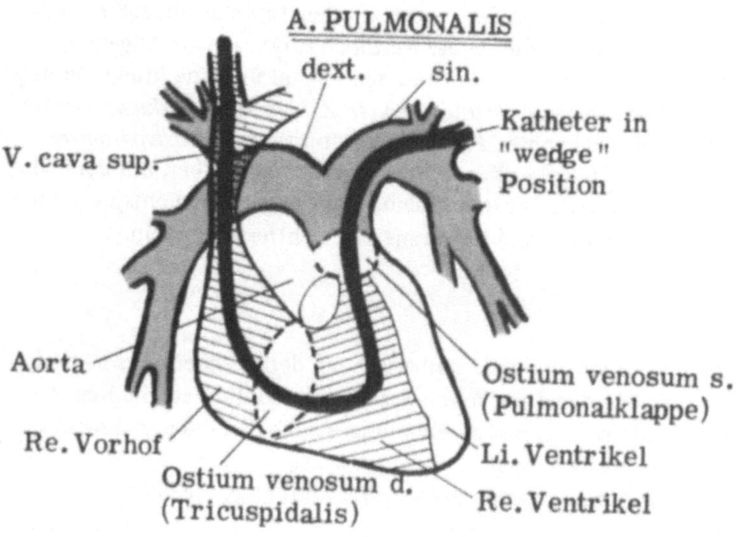

Abb. 2. Weg des Pulmonaliskatheters bei der Einführung

Unser *Krankengut* besteht bisher aus 38 Patienten mit Pulmonaliskatheter, in 14 Fällen davon wurden auch Herzzeitvolumina gemessen. Die Liegedauer des Katheters betrug 2,9 + 0,32 (SEM) Tage, der Bereich lag zwischen 1 und 7 Tagen.

Eine *Diagnoseübersicht* (Tabelle 1) zeigt, daß es sich bei 29 Fällen um postoperative oder posttraumatische Komplikationen aus dem Kreis Peritonitis, Ileus, Pankreatitis, Blutungs- und septischer Schock sowie Lungen- und Fettembolie handelt und daß 9 nicht operative Patienten mit Myokardinfarkt, Herzinsuffizienz, kardiogenem Schock, Ertrinken, Verbrennung und Vergiftung sich in der Minderzahl befinden.

Tabelle 1. Diagnosenübersicht: 38 Patienten, bei denen ein erweitertes hämodynamisches Monitoring (Pulmonalisdruck, „wedge", HZV) zwischen 18.5.75 und 20.10.76 durchgeführt worden ist

1. Postoperative und posttraumatische Komplikationen: 29
Abdominal- und Thoraxchirurgie, Polytraumen U. d., Chol., Oes., App. etc. Peritonitis, Ileus, Pankreatitis, Blutung, Empyem, Lungen-, Fettembolie, sept. Ab. Sept. und hypovolämischer Schock (+ ALV und/oder ANV)
2. Nicht operative Fälle: 9
Myokardinfarkt, akute Herzinsuffizienz, kardiogener Schock, Herzstillstand (Reanim.) Fast-Ertrinken, Verbrennung, Barbituratvergiftung, Asthma bronchiale

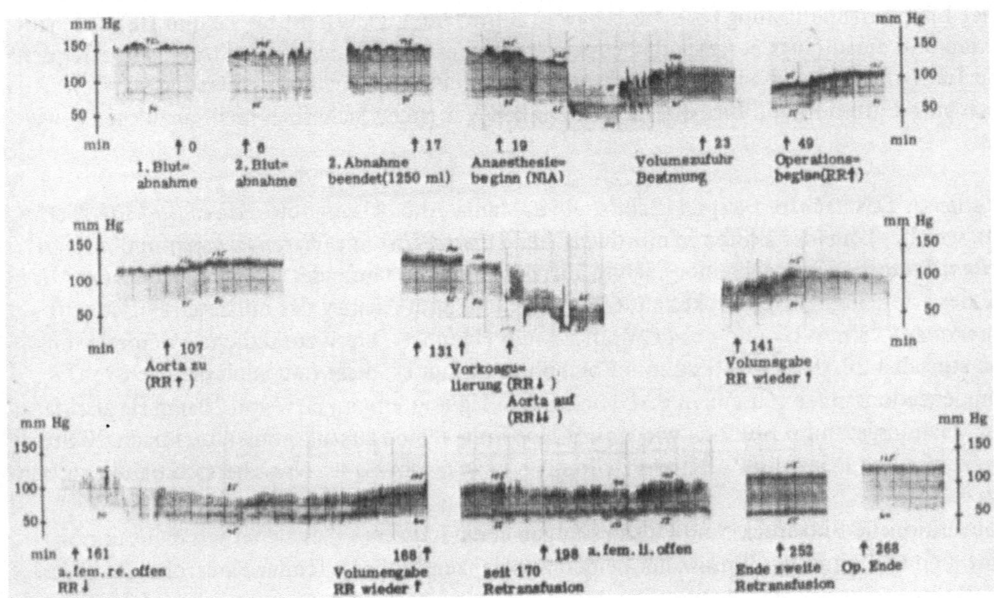

Abb. 3. Kontinuierliche arterielle Druckmessung (M.A., 56 a, Mann). Bifurkationsprothese, isovolämische Hämodilution

Untersuchungsergebnisse

An Hand einiger *Beispiele* sollen nun die Ergebnisse unserer Messungen so dargestellt werden, daß damit die klinische Bedeutung des erweiterten Monitoring zum Ausdruck kommt. Wert und Möglichkeiten unseres Vorgehens werden im Anschluß daran zu diskutieren sein.

Beispiel 1: Im ersten Beispiel wird eine *kontinuierliche arterielle Druckmessung* während *Hämodilution* für die Anlegung einer Bifurkationsprothese dargestellt (M.A., 56 a, Mann, Abb. 3).

Es wird uns damit möglich, den gleichbleibenden Druck während der 17minütigen Abnahme von 1250 ml Blut bei gleichzeitigem Volumenersatz unter Beweis zu stellen, spätere Druckabfälle während der Narkoseeinleitung, bei Öffnung der abgeklemmten Aorta und auch der aa. femorales können durch Erfassen dieser Veränderungen und durch sofortige gezielte Volumengabe innerhalb kürzester Zeit wieder unter Kontrolle gebracht werden. Die Retransfusion der beiden abgenommenen Blutkonserven erfolgt erst im letzten Operationsabschnitt, am Operationsende nach 268 Minuten finden sich völlig stabile Druckverhältnisse im Normalbereich.

Beispiel 2: Ein zweites Beispiel (G.O., 64 a, Mann, Tabelle 2) soll zeigen, wie sich bei einer *Peritonitis* mit *septischem Schock* und *pulmonalem Reaktionssyndrom* trotz hier pulmonal bedingt erhöhtem *zentralem Venendruck* zwar auch der *Pulmonalisdruck erhöht* darstellt (ZDV 12 cm H_2O, $\overline{PAP}$ 23 mm Hg), der $\overline{PCW}$ mit 9 mm Hg jedoch noch im *Norm*bereich befindet. Diese Kenntnisse ermöglichen es uns daher, unter *Dopamin*-Unterstützung ($\overline{PCW}$ geht auf 7 mm Hg) eine erforderliche Volumengabe von 1000 ml Humanalbumin ohne Gefahr einer Linksherzüberlastung (C.I. = 3,7 bzw. 3,3 l/m^2/min, $\overline{PCW}$ geht bis 12 mm Hg) durchzuführen und die anfangs bestehende Schocksymptomatik zu beheben. Blutdruck, Herzfrequenz und Harnvolumen sind wieder normal. Aus einer alleinigen Venendruckmessung wäre die noch gute Funktion und Belastbarkeit des linken Ventrikels sicherlich nicht abzulesen gewesen.

Beispiel 3: Das nächste Beispiel (Sch.N., 44 a, Mann, Abb. 4) zeigt ein *akutes Linksherzversagen*, welches bei einer akuten hämorrhagischen *Pankreatitis* mit *Nierenversagen* und *interstitiellem Lungenödem* nach einer Dialyse auftritt und trotz laufender Dopamingabe zum Abfall des arteriellen Mitteldruckes auf 60 mm Hg und zum Anstieg des mittleren Pulmonalisdruckes auf 28 mm Hg und des $\overline{PCW}$ auf 24 mm Hg führt. Durch zusätzliche Verabreichung von zunächst 20, dann 4–10 μg/min Epinephrin gelingt es, diese und auch die nächste Dekompensationsspitze mit einem $\overline{PAP}$ von 30 mm Hg und einem $\overline{PCW}$ von 20 mm Hg abzufangen, nach insgesamt 6 Stunden wieder mit Dopamin alleine auszukommen und nach 20 Stunden auch ohne Dopamin $\overline{PAP}$ und $\overline{PCW}$ mit 18 bzw. 6 mm Hg im Normbereich halten zu können.
Konventionelle Blutdruck- und Pulsmessungen allein hätten es hier sicherlich nicht ermöglicht, den kombinierten Einsatz der beiden Substanzen unter laufender Kontrolle des Therapieeffektes so gezielt und dosiert zum hämodynamischen Erfolg vorantreiben zu können.

Beispiel 4: Das letzte Beispiel (T.G., 44 a, Frau, Tabelle 3) schließlich soll zeigen, wie bei einem ZVD von 6 cm H_2O und bei ausgeprägter Schocksymptomatik mit *Lungenödem* nach Volumengabe und Akrinor es durch Messung von PAP und PCW sowie HZV zunächst möglich war, das Krankheitsbild als *kardiogenen Schock* bei *akuter Linksinsuffizienz* zu objektivieren. $\overline{PAP}$ 40 mm Hg, $\overline{PCW}$ 32 mm Hg und ein HZV von 1,8 l/min sprechen für ein hochgradiges Versagen der Pumpleistung des linken Ventrikels. *Dopamin* brachte zunächst eine deutliche Besserung auf $\overline{PAP}$ 22 mm Hg und $\overline{PCW}$ 20 mm Hg, einen Anstieg des HZV auf 3,9 l/min und eine Besserung der Schocksituation. Die zusätzliche Gabe von Nitroprussid-Na (NPN) senkte die Nachbelastung und verbesserte die Ventrikelfunktion drastisch: $\overline{PAP}$ nahm auf 14 mm Hg, der $\overline{PCW}$ auf 6 mm Hg ab, das HZV stieg auf 4,8 l/min an, die Kreislaufsituation besserte sich weiter. Damit konnten wir uns erlauben, nunmehr unter Pulmona-

Tabelle 2. Gezielte Volumentherapie unter erweitertem hämodynamischen Monitoring (MAP blutig, PAP, PCW, C.I.) bei septischem Schock und akutem Lungenversagen (G.O., 64a, Mann: Peritonitis nach Stumpfinsuffizienz (Duod., Choled., Pancr.) nach B II (Ulcus duodeni, Pancreatitis); 20.7.1976, 11.00 bis 16.00 Uhr)

Ausgangssituation:

MAP 47–63 mm Hg (60/40 bis 90/50 mm Hg); *ZVD* 12 cm H_2O; *f* = 100–130/min
$\overline{PAP}$ 23 mm Hg; $\overline{PCW}$ 9 mm Hg; *C.I.* 3,04 l/m²/min.; *Harn* 20 ml/h

Fragestellung:

Wieviel Volumen kann man ohne kardiovaskuläre Überlastung applizieren?

Gezielte Volumentherapie:

Zunächst: Dopamin 200 µg/min (Effekt auf Myokard und Niere!)
$\overline{PAP}$ 24 mm Hg; $\overline{PCW}$ 7 mm Hg; *C.I.* 3,75 l/m²/min;

Dann: 1000 ml *Humanalbumin* 3,6% + 0,6 mg Hydergin
MAP 80 mm Hg (100/70 mm Hg); *ZVD* 15 cm H_2O; *f* = 80–90/min
$\overline{PAP}$ 25 mm Hg; $\overline{PCW}$ 12 mm Hg; *C.I.* 3,35 l/m²/min. *Harn* 100 ml/h

Ergebnis:

Schockkorrektur durch Volumengabe möglich

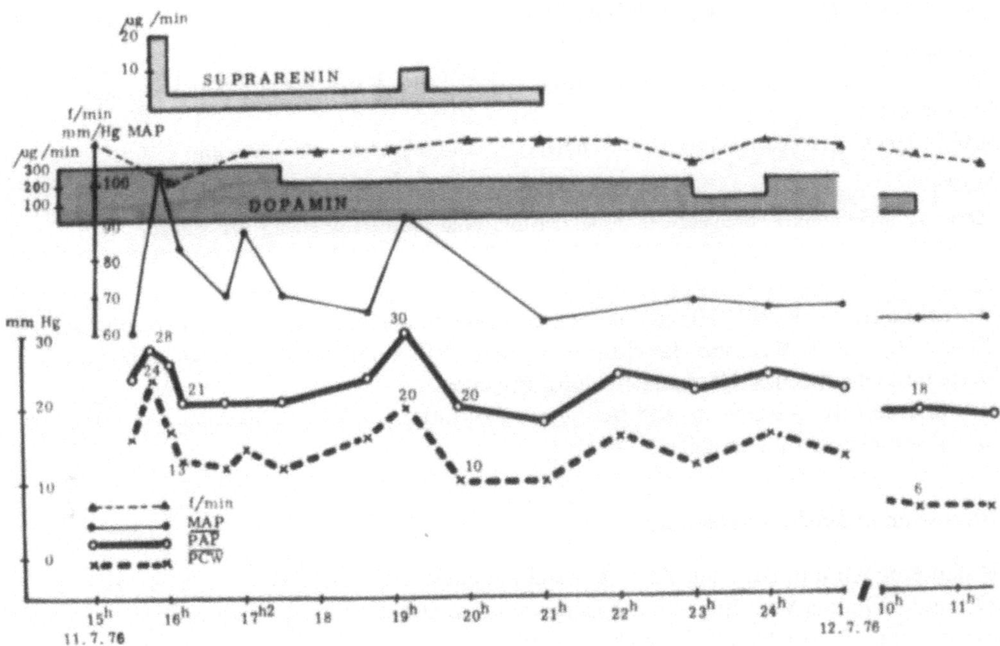

Abb. 4. Gezielter Einsatz vasoaktiver Substanzen (Sch.N., 44a, Mann) bei akutem Linksherzversagen bei Pancreatitis acuta haemorrhagica, akutem Nierenversagen und interstitiellem Lungenödem

Tabelle 3. Gezielte Therapie mit vasoaktiven Substanzen bei kardiogenem Schock und akutem Linksherzversagen (T.G., 44a, Frau: St.p.Appendektomie, St.p.Volumentherapie und Akrinorgabe, Lungenödem; 25.6.1976, 9.30 bis 14.30 Uhr)

Ausgangssituation:

MAP 47 mm Hg (60/40 mm Hg); *ZVD* 6 cm H_2O; f = 136/min.
$\overline{PAP}$ 40 mm Hg; $\overline{PCW}$ 32 mm Hg; *HZV* 1,8 l/min; *Harn* 15 ml/h

Fragestellung:

Verhalten der Myokardfunktion während der Therapie (Volumen? Vasoaktive Substanzen?)

Vasoaktive Therapie:

a) Dopamin 800 µg/min:

MAP 63 mm Hg (90/50 mm Hg); *ZVD* 3 cm H_2O; f = 128/min.
$\overline{PAP}$ 22 mm Hg; $\overline{PCW}$ 20 mm Hg; *HZV* 3,9 l/min.

b) Dopamin ex:

$\overline{PAP}$ 32 mm Hg; *HZV* 1,8 l/min.

c) Dopamin 400 µg/min *und Nitroprussid-Na* 10 mg/h (ca. 160 µg/min.)

MAP 70 mm Hg (90/60 mm Hg); *ZVD* 4 cm H_2O; f = 136/min.
$\overline{PAP}$ 14 mm Hg; $\overline{PCW}$ 6 mm Hg; *HZV* 4,8 l/min.; *Harn* 200 ml/h

d) Dopamin 400 µg/min. *und Nitroprussid-Na* 3 mg/h (ca. 50 µg/min.)

MAP 70 mm Hg (90/60 mm Hg); *ZVD* 4 cm H_2O; f = 130/min.
$\overline{PAP}$ 20 mm Hg; $\overline{PCW}$ 12 mm Hg; *Harn* 180 ml/h

Volumentherapie:

Bis 21.00 Uhr zusätzlich 1250 ml Volumen (Humanalbumin 3,6%; Kalo 800; Glukose 5%); abschließende Kreislaufwerte:

MAP 80 mm Hg (110/65 mm Hg); *ZVD* 6 cm H_2O; f = 130/min.; *Harn* 80–120 ml/h

Ergebnis:

Schocksituation konnte durch gezielte vasoaktive und Volumentherapie stabilisiert werden.

---

lisdruckkontrolle noch 1250 ml Volumen zuzusetzen und konnten bei Letztwerten von $\overline{PAP}$ 20 mm Hg und $\overline{PCW}$ 12 mm Hg schließlich einen ZVD von 6 cm H_2O, normale Blutdruckwerte und eine normale Harnausscheidung erreichen.
Die diffizile Anwendung von NPN bei Linksherzinsuffizienz ist u.E. überhaupt nur unter Pulmonalisdruckkontrolle möglich.

Diskussion und Schlußfolgerungen

Diskutieren wir nun kurz den Wert des beschriebenen erweiterten Monitoring, so darf zunächst das On-line Verfahren einer *kontinuierlichen Druckmessung* als Grundlage einer hämodynamischen Soforttherapie bezeichnet werden. Trotz der Invasivität der Methode ist sie bei Einhaltung bestimmter Grundsätze beim kardiozirkulatorischen Risikofall voll akzeptabel. Mit Hilfe der *Pulmonalisdruckmessung* können wir ferner den Füllungszustand des linken Herzens überwachen, wobei dem LVEDP als eigentlichem Füllungsdruck in abnehmender Relevanz linker Vorhofsdruck, wedge, diastolischer Pulmonalisdruck und mittlerer Pulmonalisdruck entsprechen *(11, 12)*. Der ZVD kann, muß aber keineswegs konform gehen *(6, 7)*. Ein *erhöhter ZVD bei normalem PCW* kommt bei der Rechtsinsuffizienz, bei chronisch-obstruktiver Lungenerkrankung und bei jedem akuten Lungenversagen komplexer Ätiologie

vor *(8)*. Letzteres Krankheitsbild ist aber gerade bei unserem intensivtherapeutischen Krankengut Peritonitis, Pankreatitis, Ileus, Verbrauchskoagulopathie, Massivtransfusion mehr als relevant *(4)*.
Im Gegensatz dazu bietet sich ein erhöhter *PCW bei normalem ZVD* bei der Linksinsuffizienz *(9)*.
Über den Pulmonaliskatheter kann man schließlich *gemischt-venöses* Blut zur Bestimmung von gemischt-venösem Sauerstoffdruck, – content und -sättigung gewinnen *(14)* und diese Werte auch zur Shunt- oder HZV-Berechnung verwenden.
Letztlich kann ein *erhöhter PCW* auch wertvolle Informationen bei *Problem-Beatmungsfällen* geben: Es läßt sich damit eine latente Linksinsuffizienz als Ursache einer schwierigen Entwöhnung aufdecken *(17)*, eine Linksinsuffizienz kann andererseits auf der Basis einer transmuralen Druckerhöhung durch einen Einsatz von PEEP auch gebessert werden.
Das *Herzzeitvolumen* stellt schlußendlich eine zusätzliche direkte und quantitative Größe der Leistung des linken Ventrikels dar und kann u. a. auch zur Berechnung des pulmonalen Gesamtwiderstandes mit verwendet werden.
Als *praktische Schlußfolgerungen* wollen wir also festhalten:

1. Die kontinuierliche blutige Blutdruckmessung ermöglicht als On-line-Aussage eine hämodynamische Sofort-Therapie und macht es überdies möglich, den Effekt dieser Therapie laufend zu kontrollieren.
2. *Pulmonalisdruck, wedge-Druck und HZV* geben Einblick in die Funktion des linken Herzens und auch der Lunge, warnen vor Überlastung des linken Ventrikels, zeigen den Effekt inotroper und auch vasodilatierender Substanzen und ermöglichen sowohl quantitative als auch qualitative Differenzierungen eines Lungenödems.
3. Eine *gezielte hämodynamische Therapie nach Maß* wird damit möglich, die Entscheidung, ob inotrope Substanzen zur Erhöhung der Kontraktilität, Vasodilatantien zur Minderung der Nachbelastung oder Volumina zu Behandlung einer Hypovolämie, gegen den PCW titriert, verabreicht werden müssen, wird aus den Pulmonalisdruckgrößen getroffen.
4. Die Relevanz der dargestellten hämodynamischen Probleme auch und gerade für das Patientengut der Anästhesie und vor allem der Intensivtherapie zwingt u. E. geradezu, sich mit dieser Art eines erweiterten Monitorings mehr zu befassen, als dies bisher der Fall war.

Zusammenfassung: Die blutige Registrierung des Systemdruckes, die Messung des Pulmonalisdruckes und des Lungenkapillardruckes („wedge pressure") und die Bestimmung des Herzzeitvolumens ermöglichen eine ununterbrochene globale Kreislaufbeurteilung sowie Aussagen über Druckverhältnisse in der Lungenstrombahn und über Leistungswerte des linken Herzens. Diesem erweiterten hämodynamischen Monitoring wird die konventionelle kardiovaskuläre Patientenüberwachung (unblutige Punktwertmessung des Blutdruckes, Zählung der Pulsfrequenz) gegenübergestellt, bei der durch EKG und ZVD-Messung zwar zusätzliche kardiale Aussagen ermöglicht werden, leistungsmäßig aber damit nur das rechte Herz erfaßt wird.
Als Gründe für die Einführung eines erweiterten hämodynamischen Monitoring in der Anästhesie und Intensivtherapie werden eine Übertragungsnotwendigkeit gängiger Verfahren der Kardiochirurgie auf die Allgemeinchirurgie und Intensivtherapie, die zunehmenden Zahlen kardiopulmonaler Risiken im Anästhesiebereich, die bekannte Polymorbidität der Intensivpatienten und der allgemeine Trend zur erweiterten Meßwerterhebung zum Zwecke einer gezielten Therapie angegeben.
Anhand von Beispielen aus dem eigenen Anästhesie- und Intensivbereich, in dem seit 18 Monaten ein solches erweitertes hämodynamisches Monitoring in einem entsprechenden Indikationsumfang betrieben wird, wird die Sinnhaftigkeit dieses Vorgehens unter Beweis gestellt.

Ein so erweitertes Monitoring stellt die Voraussetzung für eine hämodynamische Therapie nach Maß dar und läßt gezielte Entscheidungen zu, ob im Einzelfall inotrope Substanzen zur Erhöhung der Kontraktilität, Vasodilatantien zur Minderung der Nachbelastung oder Volumen zur Behandlung einer Hypovolämie, gegen den PCW titriert, verabreicht werden müssen.

Literatur

1. Bergmann, H.: Die Auswahl der Anästhesiemittel und -methoden bei kardiozirkulatorischen Risikofaktoren. Klin. Anästh. Intensivth. *11*, 135 (1976)
2. Bleifeld, W.: Bettseitige Kathetertechniken. Intensivmedizin *10*, 232 (1973)
3. Buchbinder, N., Ganz, W.: Hemodynamic monitoring: Invasive techniques. Anesthesiology *45*, 146 (1976)
4. Cerra, F., Milch, R., Lajos, T.Z.: Pulmonary artery catheterization in critically ill surgical patients. Ann. Surg. *177*, 37 (1973)
5. Civetta, J.M.: Measurements in assessing circulatory function. ASA Refresher Courses in Anesthesiology *3*, 73 (1975)
6. Civetta, J.M., Gabel, J.C., Laver, M.B.: Disparate ventricular function in surgical patients. Surg. Forum *XXII*, 136 (1971)
7. Cohn, J.N., Tristani, F.E., Khatri, I.M.: Studies in clinical shock and hypotension. VI. Relationship between left and right ventricular function. J. Clin. Invest. *48*, 2008 (1969)
8. De Laurentis, D.A., Hayes, M., Matsumoto, T., Wolferth, C.C.: Does central venous pressure accurately reflect hemodynamic and fluid volume patterns in the critical surgical patient? Am. J. Surg. *126*, 415 (1973)
9. Forrester, J., Diamond, G.A., Swan, H.J.C.: Bedside diagnosis of latent cardiac complications in acutely ill patients. J. A. M. A. *222*, 59 (1972)
10. Forrester, J., Ganz, W., Diamond, G., Chonette, D., Swan, H.J.C.: Thermodilution cardiac output determinations with a single flow – directed catheter. Am. Heart. J. *83*, 306 (1972)
11. Forsberg, S.Å.: Relations between pressure in pulmonary artery, left atrium and left ventricle with special reference to events at end diastole. Br. Heart. J. *33*, 494 (1971)
12. Lappas, D., Lell, W.A., Gabel, J.C., Civetta, J.M., Lowenstein, E.: Indirect measurements of left atrial pressure in surgical patients-pulmonary-capillary wedge, pulmonary-artery diastolic pressures compared with left-atrial pressure. Anesthesiology *38*, 394 (1973)
13. Lowenstein, E.: Anästhesiologische Überlegungen bei Patienten mit koronarer Herzkrankheit. Anaesthesist *25*, 555 (1976)
14. Martin, W.E., Cheney, F.W., Dillard, D.H., Johnson, C., Wong, K.C.: Oxygen saturation versus oxygen tension. J. Thorac. Cardiovasc. Surg. *65*, 409 (1973)
15. Schorer, R.: Die Technik der Thermo-Injektionsmethode mit Direktanzeige zur Bestimmung des Herzzeitvolumens. Prakt. Anaesth. Wiederbelebung *2*, 28 (1967)
16. Swan, H.J.C., Ganz, W., Forrester, J., Marcus, H., Diamond, G., Chonette, D.: Catheterization of heart in man with use of a flow-directed balloon-tipped catheter. New Engl. J. Med. *283*, 447 (1970)
17. Unger, K.M., Shibel, E.M., Moser, K.M.: Detection of left-ventricular failure in patients with adult respiratory distress syndrome. Chest *67*, 8 (1975)

Intensivtherapie der akuten Pankreatitis

K. Hiotakis

Wie bekannt, ist die akute schwere Pankreatitis eine dramatisch, oft tödlich verlaufende Erkrankung. Die Patienten, die an unserer Intensivstation behandelt wurden, zeigten folgende klinische Symptomatik: starke Oberbauchbeschwerden, Meteorismus, hohes Fieber, einen schweren Schockzustand mit Akrozyanose, Unruhe, Blutdruckabfall und Tachykardien.
Wir glauben, daß bei einem solchen lebensbedrohlichen Krankheitsgeschehen, bei dem der Schock zunächst unbeeinflußbar bleibt, eine Operation die Ausnahme bilden sollte, da die chirurgische Intervention ja nur imstande ist, die Differentialdiagnose gegenüber anderen Krankheitsbildern wie z. B. Ulcusperforation oder Peritonitis abzugrenzen. Schwerste Pankreatiden sind prognostisch ungünstig zu bewerten, wenn nach den ersten 48 Stunden Amylase und Lipase weiter ansteigen und sich eine Hyperglykämie, verbunden mit einer Hypokalzämie und einer Hypoalbuminämie entwickelt. Die Oligurie bzw. Anurie, die Hypoxämie mit PO_2 Werten unter 50 mm Hg und eine metabolisch-respiratorische Azidose vervollständigen das schwere Krankheitsbild.
Im letzten Jahr haben wir 5 Patienten mit akuter schwerer Pankreatitis behandelt, von denen einer postoperativ starb. Bei extrem schweren pankreatischen Verlaufsformen ist die rechtzeitig eingesetzte Intensivtherapie von lebensentscheidender Bedeutung. Es ist nämlich nicht nur die Verlaufskontrolle biochemischer Parameter durch das Laboratorium und deren Korrektur wichtig, sondern noch eine Reihe von Maßnahmen, wie absolute Ruhigstellung des Pankreas, sowie rein parenterale Ernährung mittels eines Cava-Katheters. Hypo-(Normo-)thermie zwischen 35–36°C, Intubation, kontrollierte Beatmung sowie wirksame Antibiotika können oft einen tödlichen Ausgang verhindern. Wichtig und möglicherweise für den Erfolg ausschlaggebend war die Anwendung von Dopamin und Heparin bei allen Patienten in der kritischen Phase. Wanke *(3)* hat nachgewiesen, daß bei der experimentellen Pankreatitis ein vaskuläres Ödem im Parenchym entsteht, was Zirkulationsstörungen zur Folge hat. Außerdem werden noch durch die pankreatische Autodigestion die Funktion von Leber, Lunge und Niere auf das schwerste geschädigt.

Der Krankheitsverlauf zweier Fälle soll nun demonstriert werden:
1. Beim *ersten Patienten* handelt es sich um einen 52jährigen Mann mit latentem Diabetes mellitus und einer Hyperlipidämie Typ IV, der anamnestisch wiederholt an Oberbauchbeschwerden litt. Der Patient wurde ca. 12 Stunden nach einer reichlichen Mahlzeit mit Sektgenuß wegen plötzlich auftretender starker Schmerzen im Epigastrium, Meteorismus und Stenokardien mit dem Verdacht auf Herzinfarkt in eine medizinische Klinik eingeliefert. Vom Internisten wurde ein Infarkt ausgeschlossen. Der Patient wurde mit dem Verdacht einer akuten Pankreatitis auf die Intensivstation transferiert. Er war unruhig, litt an Vernichtungsgefühl, war desorientiert und schwer schockiert. Die eingeleitete Schocktherapie blieb mehrere Stunden ohne Erfolg, so daß der Chirurg die Indikation zur Operation stellte. Stunden später verschlechterte sich das Krankheitsbild so sehr, daß der Patient trotz dauernder O_2 Zufuhr nach Luft schnappte, Haut und sichtbare Schleimhäute blaß und zyanotisch waren, Pulsfrequenz 160/Min., Blutdruck 90/40 mm Hg, ZVD zwischen 13 und 14 cm H_2O, die Harnausscheidung

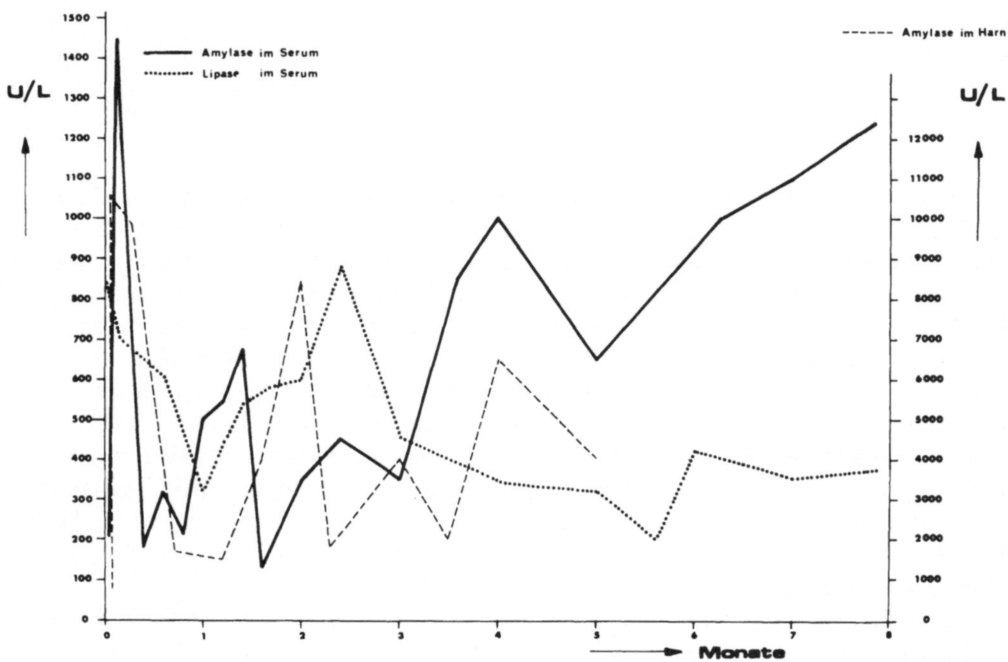

Abb. 1. Pat. M.K., 52a Mann: Verlauf der Amylasewerte im Serum und Harn und der Lipasewerte im Serum über 8 Monate

10 bis 20 ml/Std., Rektaltemperatur 40,1°C. Die Blutgasanalyse zeigte eine schwere Azidose von BE–12 mval/l und einem PO_2 Wert von 45 mm Hg. Der Patient wurde intubiert, kontrolliert beatmet und hypothermiert. Der entstandene Plasmaverlust wurde durch Humanalbumin und kaliumfreie Elektrolytlösung ersetzt. Zusätzlich verabreichten wir Dopamin 2 μg/kg/min. mittels Perfusor. Anlaß zur Dopaminmedikation waren:

a) Stabilisierung der Kreislaufverhältnisse
b) Vasodilatation der Nierengefäße, um eine Nephropathia pancreatica zu verhindern oder zu durchbrechen *(1, 2)*
c) Verbesserung der Durchblutung im Splanchnikusgebiet und möglicherweise auch im Bereiche des Pankreas.

Die i. v. Kalorienzufuhr betrug 1.600 Kal/Tag und bestand aus Kohlenhydraten und essentiellen Aminosäuren. Neben der 5stündlichen laborchemischen Überwachung wurden in Serienbestimmungen Harnelektrolyte und Blutgerinnung verfolgt, wobei initial eine Hypokoagulabilität bestand. Magenspülungen wurden durchgeführt, zusätzlich 6stündlich Anticholinergika (Scopolamin) gegeben. Diese Therapie dauerte 9 Tage. Anschließend wurde die Hypothermie aufgehoben und der Patient vom Respirator entwöhnt. Lipase, Amylase (Abb. 1) und die übrigen Laborbefunde waren bereits im Bereiche der Norm. Das Elektrophoresebild deutet auf eine akute Entzündung mit schweren katabolen Phasen (Abb. 2). Am 21. postoperativen Tag wurde der Patient auf die Normalstation verlegt. Am 60. postoperativen Tag wurde das linke Drain entfernt, das rechte 5 Monate später. Nach 10 Monaten ist der Patient subjektiv beschwerdefrei und übt seinen Beruf voll aus, obwohl die vorher bestandene diabetische Stoffwechselstörung natürlich nach wie vor latent vorhanden ist.

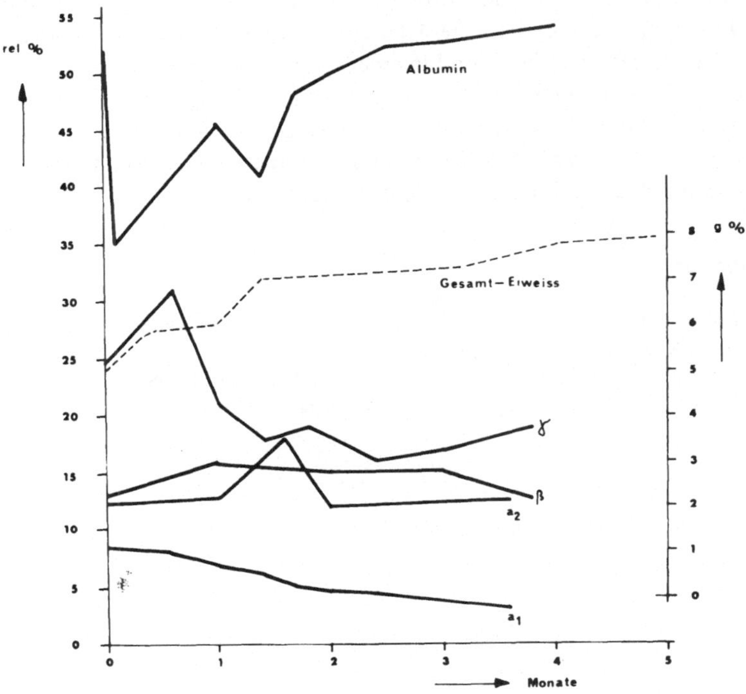

Abb. 2. Pat. M.K., 52a Mann: Verlauf der Elektrophorese über 4 Monate

2. Beim *zweiten Patienten* geht aus der Anamnese hervor, daß bei einer Durchuntersuchung vor 4 Jahren eine Hyperlipidämie festgestellt wurde. Das dramatische Krankheitsbild hat ebenfalls nach Alkoholgenuß begonnen. Bei der Aufnahme war der Patient schwer schockiert, unruhig und zyanotisch. Der Blutdruck betrug systolisch 80 mm Hg, der Puls 170 pro Min., Temperatur 40°C, der Harnfluß sistiert. Bei dieser lebensbedrohlichen Situation sind wir in der Therapie nach demselben Schema wie bei Patient 1 vorgegangen. (Intubation, Beatmung, Hypothermie, Dopamin usw.) Einige Laborbefunde bei der Aufnahme zeigten kritische Werte: Natrium und Kalium im Bereiche der Norm, Kalzium 3,2 mval/l, Harnstoff 172 mg%, GOT 60, GPT 40, LDH 880, γGT 51, Serumamylase 2850, Harnamylase 8000 und die Serumlipase 740 U/L. Der BZ betrug 460 mg%. Die Blutgerinnung zeigte eine Hypokoagulabilität und die Blutgasanalyse eine schwere metabolische Azidose BE–13 mval/l. Die eingeleitete Therapie hatte erst nach 7 Stunden Erfolg. Die Intensivpflegedauer betrug 9 Tage. Am 9. Tag ist der Patient extubiert. Zu diesem Zeitpunkt waren alle laborchemischen Parameter außer einer Hyperbilirubinämie (2,8 mg%) im Bereiche der Norm. 40 Tage nach Krankheitsbeginn haben wir uns entschlossen, den Patienten für 3 Wochen mit einem Leber-, Galle-Zuckerdiätplan nach Hause zu entlassen. Der Patient war außer einer intermittierend auftretenden Hyperbilirubinämie zwischen 2 und 5 mg% beschwerdefrei.

Bei der Wiederaufnahme ergaben die Laborbefunde den dringlichen Verdacht eines Verschlußikterus. Laborbefunde: Bilirubin 6,7 mg%, GOT 149, GPT 145, LDH 161, γGT 609, Amylase 322 und alkalische Phosphatase 345 U/L. Bei der Operation fand sich eine entzündliche Stenose des distalen Ductus choledochus und der Papille sowie eine kindskopfgroße Pankreas-

pseudozyste. Anschließend wurde ein T-Drain angelegt, die Pankreaspseudozyste abgetragen und drainiert. 10 Tage nach der Operation waren alle Laborbefunde im Bereiche der Norm, der Patient beschwerdefrei und in einem guten Allgemeinzustand.
Wie der Krankheitsverlauf und die Intensivbehandlung der schweren akuten Pankreatitis gezeigt hat, ist es in dieser lebensbedrohlichen Situation besser, primär konservativ vorzugehen und erst nach Überwinden der akuten Phase und beim Auftreten von subjektiven Beschwerden (klinisch und laborchemisch) zu laparotomieren.

Literatur

1. Creutzfeld W., Scherer, F., Quellenhorst, E., Schmidt, H.: Akutes Nierenversagen bei Pankreatitis. Arch. Klin. Med. *213*, 197 (1967)
2. Otto, H.: Nephropathia pancreatica. Med. Klinik *60*, 1848 (1965)
3. Wanke, M.: Experimentelle Pankreatitis. Stuttgart: Thieme 1968

Aufgaben und Leistungsfähigkeit des Intensivkreißsaales

J. Neumark

Einleitung

Intensivstationen waren noch vor einem Jahrzehnt das Privileg weniger Universitätskrankenhäuser. Heutzutage wird bei der Planung eines Neubaues oder bei der Instandsetzung eines Altbaues selbst kleiner Landspitäler das Einbeziehen von Intensivbetten nicht mehr in Frage gestellt. Die apparativen Minimalforderungen sind EKG-Monitor, Respirator und die Möglichkeit, Blut-pH und Blutgase zu bestimmen.
Durch das Bestreben, die perinatale Mortalität zu senken, schuf die Technik auch hier die Möglichkeit, Kreißende und Feten apparativ zu überwachen. Es wurde die Perinatale Medizin geboren, die in Österreich darin gipfelte, daß auch hier durch Fachärzte der Anästhesie, Geburtshilfe und Kinderheilkunde eine Gesellschaft für Perinatale Medizin gegründet wurde. Dank der Aktivität dieser Gesellschaft und der finanziellen Unterstützung durch das Bundesministerium für Gesundheit und Umweltschutz konnten binnen kurzer Zeit eine große Zahl von Kreißsälen mit den mindesterforderlichen Apparaturen für die Überwachung von Risikogeburten ausgestattet werden. Dazu gehören Kardiotokographen und die Möglichkeit zur Skalp-pH-bestimmung beim Feten *(5)*. Auch der Anästhesist, der Perinatalen Medizin zugehörig, ob zur Narkose, zur Analgesie (z. B. Periduralanästhesie) oder zur Reanimation des Neugeborenen in den Kreißsaal gerufen, sollte die Aussagemöglichkeiten solcher Apparaturen wahrnehmen. Sein Interesse wird dadurch belohnt, daß ein Blick auf die Apparate ihm Prognosen für seine eigene Tätigkeit ermöglicht.

Die Kardiotokographie

Ein Kardiotokograph registriert gleichzeitig die Wehen der Gebärenden und die Herzfrequenz des Feten. Extern kann die Herzfrequenz des Feten durch Bauchwand-Ekg, Phonokardiographie oder Ultraschallkardiographie aufgenommen werden. Weniger störanfällig und unabhängig von Lage und Bewegungen der Mutter ist bei Ableitung des fetalen Ekg's direkt vom vorliegenden Kindesteil (Skalp) die interne Registrierung. Ideal für die Auswertung der Herzfrequenz ist die kontinuierliche Registrierung von Frequenzänderungen nach jedem Schlag aus dem Abstand vom vorhergehenden Schlag bzw. aus den Abständen zweier R-Zacken im Ekg (Beat to Beat Rhythm).
Auch die Wehen können durch einen Rezeptor für Formveränderungen an der Bauchoberfläche extern registriert werden. Mehr als das Vorhandensein der Wehe und deren Dauer kann damit nicht beurteilt werden. Für die normale Überwachung ist dies auch ausreichend. Auch diese externe Methode ist durch Lageveränderungen der Patientin störanfällig. Ein durch den Zervikalkanal eingeführter Katheter kann den durch die Wehe zunehmenden Druck im Fruchtwasser zu einem Transducer leiten und über diesen kann eine kontinuierliche Registrierung mit geringer Störanfälligkeit ermöglicht werden. Bei dieser Form der internen Registrierung kann auch über die Intensität der Wehe in Form des Druckes in mm Hg eine Aussage gemacht werden. Detaillierte Deutungen der Kardiotokographie sei den Fachleuten vorbehalten bzw. können Lehrbüchern und Monographien entnommen werden *(1, 6)*. Die akute Ge-

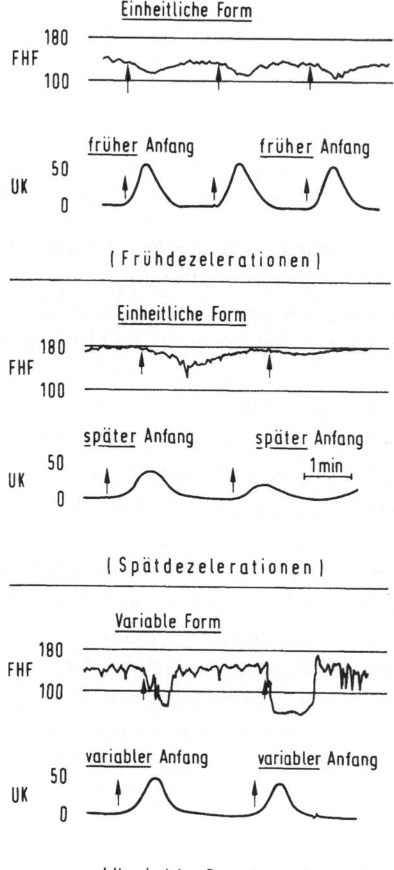

Abb. 1. Herzfrequenzmuster (nach 6)

fährdung sollte jeder im Kreißsaal Anwesende erkennen. Es ist zwischen der harmlosen vagoton bedingten wehensynchronen Bradykardie oder Frühdezeleration und der auf Hypoxie des Feten beruhenden Spätdezeleration, die erst nach Ende der Wehe ihren Tiefpunkt hat, zu unterscheiden (Abb. 1). Besonders bedrohlich sind lang anhaltende Bradykardien mit geringer Erholungstendenz, oft durch einen Wehensturm ausgelöst (Abb. 2). In letzterem Fall können Betamimetika intravenös *(2)* oder die Inhalation von Halothan *(7)* (Abb. 2) diese Gefahr bannen. Anderenfalls ist eine operative Entbindung indiziert und Vorkehrungen für eine möglich notwendige Reanimation des Neugeborenen zu treffen.
Geburtshilfliche Zentren mit Anschlüssen an Computeranlagen können eine On-line Auswertung des Kardiotokogramms mit digitalen Angaben und prognostischen Trendberechnungen von Wehe zu Wehe erbringen *(8, 10)*

Fetalblutanalyse

Zeitweise späte Dezelerationen weisen zwar auf mögliche kurzzeitige Hypoxie des Feten hin, sind aber für einen pathologischen Zustand desselben nicht beweisend. Mit Hilfe eines Amnioskops kann Blut aus dem fetalen Skalp entnommen und einer pH- und Blutgasanalyse unter-

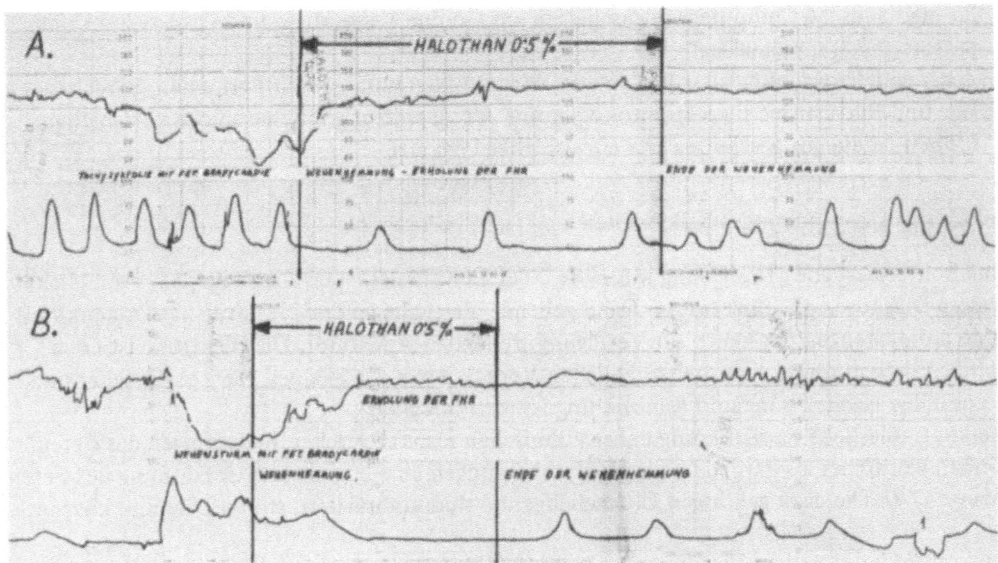

Abb. 2 A und B. A Beispiel fetaler Bradykardie, bedingt durch hohe Wehenfrequenz und erhöhten Basaltonus, sowie Hemmung der Wehen durch Halothan. **B** Beispiel von Wehensturm und dadurch ausgelöster bedrohlicher fetaler Bradykardie. Ebenfalls Hemmung durch Halothan

zogen werden *(9)*. Da ein hypoxischer Fetus fast immer azidotisch und die gewonnene Blutmenge meist gering ist, genügt häufig die alleinige pH-Bestimmung. Nach Ausschluß einer Azidose der Mutter ist ein pH des Feten unter 7,25 kritisch und unter 7,20 eindeutig pathologisch. In letzterem Fall ist eine operative Entbindung indiziert.

Mütterliche Morbidität

Wenn neben dem gefährdeten Feten auch eine Gefährdung der Mutter besteht (EPH-Gestose, kongenitale oder erworbene Herzfehler, grenzwertige Lungenfunktion, pathologische Hirndrucksteigerung, Diabetes, schwere Blutung etc.), sind besonders eingerichtete Überwachungseinheiten notwendig. Jedes Schwerpunktkrankenhaus kann eine solche Einheit nach eigenen Vorstellungen und Möglichkeiten optimal einrichten. Als Beispiel diene der Intensivkreißsaal der 2. Univ. Frauenklinik in Wien:

- Am Kopfende des Bettes Narkose und Beatmungsmöglichkeit.
- Infusionen wie Oxytocin, Beta-mimetika, lytische Mischungen, Elektrolyt- und Glukoselösungen werden nur über präzise Infusionspumpen infundiert.
- Automatische, nicht invasive, intermittierende RR-Messung über ein Ultraschallgerät mit fortlaufender Registrierung über einen Plotter.
- Einsatzbereiter Epiduralwagen mit allen Mitteln zur Ausführung einer Epiduralanästhesie oder Lumbalanästhesie sowie zur sofortigen Behandlung auftretender Komplikationen.
- Ein Sechskanal-Monitor mit auswechselbaren Funktionsblöcken, von der intrauterinen Wehenregistrierung über telemetrische Herzfrequenzaufzeichnung des Feten, mütterliches Ekg bis zur kontinuierlichen blutigen Blutdruckregistrierung der Mutter. Ein Anschluß an ein Magnetbandgerät zur Speicherung all dieser Daten und Verbindung mit dem Institut

für medizinische Computerwissenschaften zur On-line-Verwertung und Display am Computerterminal im Kreißsaal.

- Zentrale Überwachung aller Betten und Kardiotokogramme durch Fernsehen, Sprechanlage und Bildschirme für Kardiotokogramme. Voraussetzung für eine solche kostspielige Einheit ist ein gut geschultes und eingespieltes Personal.

Zukünftige Überwachungsmöglichkeiten

Eine kontinuierliche pH-Messung mit Hilfe einer Gewebselektrode am Skalp *(11)* ermöglicht bessere Diagnosen als Einzelwerte. Dahingehende Versuche an der 2. Universitätsfrauenklinik zeigten die Grenzen der heute zur Verfügung stehenden Apparatur. Die Elektrode ist noch ziemlich dick und wirkt nur bei erheblichen Verletzungen des Skalpes. Sie ist sehr teuer und störanfällig. Nacheichung und Kalibrierung ist nicht möglich.
Die kontinuierliche Registrierung der rhythmischen respiratorischen Bewegungen des Feten können viel früher als kardiale oder pH-Veränderungen eine beginnende Gefährdung des Feten anzeigen *(4)*. Die dazu gehörigen Ultraschallgeräte sind kompliziert, störanfällig und kostspielig.
Ein kontinuierliches EEG des Feten ist technisch ohne weiteres durchführbar *(3)*. Die derzeitigen Kenntnisse auf diesem Gebiet reichen aber nicht aus, um brauchbare Deutungen von klinischem Wert zu erhalten.
Die heutzutage explodierende Entwicklung wird obige Monitoren vielleicht bald preiswert für die Routine ermöglichen, oder sie werden als unbrauchbar von der Oberfläche verschwinden.

Zusammenfassung

Es wurde über die Möglichkeiten der Überwachung von Mutter und Feten berichtet. Die bald für jeden Kreißsaal unerläßliche Kardiotokographie und die Fetalblutanalyse wurden beschrieben. Ein Beispiel der Einrichtung einer Schwerpunktabteilung wurde ebenso beschrieben wie sich für die Zukunft abzeichnende Überwachungsmöglichkeiten für das Ungeborene.

Literatur

1. Baumgarten, K.: Der Intensiv-Kreißsaal. In: Klinik der Frauenheilkunde und Geburtshilfe. Schwalm, H., Döderlein, G. (Hrsg.), S. 665. München, Berlin, Wien: Urban und Schwarzenberg 1972
2. Baumgarten, K.: Indikationen und Kontraindikationen zur Anwendung von betamimetischen Substanzen in der Geburtshilfe. Proc. 6. Deutscher Kongreß für Perinatale Medizin 1973. Dudenhausen, L.W.. Saling, E. (Hrsg.), S. 50. Stuttgart: Thieme 1974
3. Bernstine, R.L.: Fetal electrocardiography and electroencephalography. Springfield, Ill.: Thomas 1961
4. Dawes, G.S.: The significance of antenatal respiratory movement. Anaesthesia in obstetrics. Postgraduate course at the Royal Postgraduate medical school 1975
5. Finster, M., Petrie, R.H.: Monitoring of the fetus. Anesthesiology *45*, 198 (1976)
6. Hon, E.H.: An atlas of fetal heart patterns. New Haven, Conn.: Harty Press, 1968
7. Neumark, J., Clark, R.B.: Halothane for intrauterine resuscitation (in Druck)
8. Quilligan, E.J.: The obstetric intensive-care-unit. Hospital Practice *6*, 61 (1972)
9. Saling, E.: Das Kind im Bereich der Geburtshilfe. Stuttgart: Thieme 1966
10. Seidl, A., Geier, R., Baumgarten, K., Fröhlich, H.: Value of electronically evaluated parameters of the CTG in an intensive care delivery unit. Perinat. Med. Proc. Fourth Europ. Congress of Perinat. Med., Prague 1974
11. Stamm, O., Latscha, U., Janecek, P., Campana, A.: Kontinuierliche pH-Messung am kindlichen Kopf post partum und sub partu. Z. Gebh. Perinat. *178*, 368 (1974)

Besonderheiten der Kinderintensivtherapie

E. Bosina

Die pädiatrische Intensivbehandlung hat sich zu einem notwendigen Spezialgebiet der Intensivmedizin entwickelt, da auf Grund der anatomischen und physiologischen Besonderheiten des kindlichen Organismus die Kinder nicht als „kleine Erwachsene" in das Therapieschema einer Intensivstation für Erwachsene hineingepreßt werden können. Dabei muß auch hier die Trennung in operativ-anästhesiologische und konservativ-internistische Intensiveinheiten angestrebt werden, um zu vermeiden, daß Kinder mit ansteckenden Erkrankungen (z.B. schwere Enteritiden, Meningitiden, Pneumonien, etc.) neben Frischoperierten zu liegen kommen.
Die enge interdisziplinäre Zusammenarbeit zwischen Pädiater, pädiatrisch geschultem Anästhesiologen, Kinderchirurgen, Geburtshelfer und pädiatrisch interessierten und erfahrenen Kollegen verschiedener anderer Fachrichtungen, wie z.B. Neurologen oder Radiologen, muß als selbstverständlich angesehen werden. Pädiatrische Intensivstationen erfordern spezielle fachliche, personelle und technische Voraussetzungen, wie sie auf Intensivstationen für Erwachsene nur behelfsmäßig zu finden sein werden *(1, 3, 4, 5, 8)*. Dabei hat die Neonatalperiode ihre eigenen Probleme, die zu neonatologischen Intensivzentren geführt haben.
Eine erfolgreiche konservative oder operative Behandlung von schwerstkranken Kindern hängt nicht allein vom medizinischen Können ab. Die zweite Voraussetzung ist eine besonders sorgfältige und behutsame Pflege durch speziell geschultes Personal.
Die Betreuung und Überwachung der kleinen Patienten erfordert von den behandelnden Ärzten und vom Pflegepersonal eine gute Beobachtungsgabe, viel Einfühlungsvermögen und technische und handwerkliche Perfektion.
Die Einrichtung und apparative Ausstattung einer pädiatrischen Intensivstation muß den speziellen Erfordernissen des kindlichen Organismus in jedem Lebensalter, vom Früh- und Neugeborenen bis zum Schulkindalter, Rechnung tragen.

1. Einrichtung

Jede pädiatrische Intensivstation benötigt ein Bettendepot. Es muß eine genügend große Anzahl von Inkubatoren, Säuglings- und Kleinkinderbetten und Erwachsenenintensivbetten zur Verfügung stehen, damit jedes Kind in ein seinem Alter und seiner Größe entsprechendes Bett gelegt werden kann. Damit ist eine wesentliche Pflegeerleichterung gegeben.
Alle sonstigen Pflegeartikel, wie Magensonden, Ernährungssonden, Blasenkatheter, Harnsammelbeutel, Darmrohre, Wäsche etc., müssen in den benötigten verschiedenen Größen und in genügend großer Zahl vorhanden sein.
Zur Pflege intubierter oder tracheotomierter Kinder sind erforderlich:

a) Oro- oder nasotracheale Tuben von 2,5 mm aufwärts,
b) Tracheotomiekanülen aus Kunststoff,
c) Absaugkatheter von Ch 4 aufwärts,
d) Einwegventile zum Dekanülement,
e) Laryngoskope in verschiedenen Größen,
f) Bronchoskope von 3 mm aufwärts. Es ist auch bei Frühgeburten oder Säuglingen die Bronchoskopie problemlos durchführbar.

Zur Anfeuchtung der Atemluft und zur Inhalationstherapie werden verwendet:
a) Das Aquapaksystem[1] als Einwegsystem, das absolute Sterilität gewährleistet. Gleichzeitig kann es auch zur Inhalationstherapie verwendet werden, womit auch wieder eine Pflegeerleichterung gegeben ist.
b) Sterilisierbare Ultraschallvernebler
c) Aerosolinhalatoren.

Bei der Einrichtung des Labors ist zu bedenken, daß die täglich notwendigen Kontrollen wie z.B. der Serumelektrolyte, des Blutbildes, der Blutgaswerte usw. nicht mit den bei Erwachsenen gebräuchlichen Methoden durchgeführt werden können. Es müssen Mikromethoden zur Anwendung kommen, um den Blutverlust so gering als möglich zu halten. Mittels der Mikrohämatokritzentrifuge kann z. B. aus einem kleinen Tropfen Blut der Hämatokrit auch mehrmals täglich leicht und schnell bestimmt werden. Die Auszählung der Erythrozyten, die längere Zeit beansprucht, erübrigt sich damit.

Die Bestimmung des spezifischen Gewichtes des Harnes aus den kleinen Harnmengen ist mit einem Urometer nicht möglich. Wir verwenden daher ein Refraktometer[2], mit dem aus einem Tropfen die Harnkonzentration abgelesen werden kann. Mit dem gleichen Refraktometer kann schnell und einfach auch der Eiweißgehalt aus einem Tropfen Serum gemessen werden. Mit den Mikromethoden können die täglich notwendigen Kontrollen über Wochen und Monate durchgeführt werden, da der Blutverlust sehr niedrig gehalten werden kann.

2. Behandlung der respiratorischen Insuffizienz *(2, 6, 7)*

Zur Behandlung der respiratorischen Insuffizienz sind speziell adaptierte Apparate notwendig, die sowohl eine kontrollierte als auch assistierte Beatmung ermöglichen.

Zur kontrollierten Beatmung oder Beatmung über einen längeren Zeitraum, vor allem bei schwer geschädigter Lunge, sind volumengesteuerte Geräte besser geeignet. Für kurz dauernde Beatmung, vor allem für die postoperative assistierte Beatmung, haben sich die druckgesteuerten Apparate gut bewährt.

Ein Beatmungsgerät für Kinder muß eine Beatmung mit höheren Frequenzen ermöglichen. Weiters wären folgende Forderungen an einen idealen Respirator für Kinder zu stellen:
a) Variable O_2-Konzentration,
b) Wählbare Begrenzung des Einatmungsdruckes,
c) Variables Atemzeitverhältnis,
d) Fein dosierbare Vernebelung,
e) Dosierung der Triggerempfindlichkeit,
f) Leckkompensation,
g) Positiv endexpiratorischer Druck.

Den idealen Respirator für jedes Lebensalter und für jede Indikation gibt es leider noch nicht. Die Einstellung der Respiratoren erfolgt anhand der Blutgaswerte und muß immer wieder korrigiert werden.

Bei der kontrollierten Beatmung ist im allgemeinen bei Kindern – vor allem bei Säuglingen und Kleinkindern – eine Relaxierung nicht notwendig. Es genügt gewöhnlich die Verabreichung von Sedativa. Die Anfeuchtung der Atemluft muß sehr sorgfältig überwacht werden, um eine Überfüllung der Lunge mit Wasser zu verhindern. In erster Linie sind hier wieder Neugeborene und Säuglinge sehr gefährdet.

1 Aquapak: Fa. Hellmut Habel Ges. m.b.H., A–1071 Wien, Zollergasse 16
2 Refraktometer: American Optical Corporation, C. Reichert, Optische Werke AG 1171 Wien.

Inhaliert werden die Kinder stündlich. Die Tracheobronchialtoilette wird 1/2 bis 1/4 stündlich unter sterilen Kautelen durchgeführt.
Aus dem Gesagten geht hervor, daß diese Kinder genauestens und permanent überwacht werden müssen.

3. Überwachung der Atmung

Zur Überwachung der Atmung beim spontanatmenden Patienten hat sich als einfache Methode die Zählung der Atemfrequenz sehr bewährt. Bei Verschlechterung der Atemsituation beobachtet man nicht nur einen Frequenzanstieg, sondern die Atmung wird z.B. beim Säugling ganz regelmäßig.
Die Kontrolle erfolgt entweder mittels des Monitors, wobei am Sichtgerät die Frequenz abgelesen werden kann, oder mittels einer Pulsuhr, wobei aber eine ganze Minute ausgezählt werden muß.

4. Kreislaufüberwachung

Da die Blutdruckmessung vor allem wieder beim Säugling und Kleinkind problematisch und praktisch schwer durchführbar ist, hat sich die Kreislaufüberwachung mittels Kontrolle des peripheren Pulses sehr bewährt. Die Registrierung der Pulsfrequenz und der Höhe der Pulswelle zeigt einen drohenden Volumenmangel schon an, ehe noch im EKG Veränderungen auftreten. Es können rechtzeitig therapeutische Maßnahmen ergriffen und der Therapieeffekt gleichzeitig anhand der Pulskurve kontrolliert werden.
In speziellen Fällen wird auch ein EKG laufend mitregistriert.

5. Infusionstherapie und parenterale Ernährung

Zur Infusionstherapie ist die genaue Berechnung des Flüssigkeitsbedarfes in 24 Stunden notwendig. Die in 24 Stunden benötigte Flüssigkeitsmenge wird pro m^2 Körperoberfläche mit 1500–2500 ml berechnet. Hinzukommen noch die Verluste durch Fisteln, Drainagen usw.
Je kleiner das Kind ist, umso genauer muß die Bilanzierung durchgeführt werden.
Wird eine komplette oder partielle parenterale Langzeiternährung notwendig, dann muß der Kalorienbedarf entsprechend dem Lebensalter errechnet werden. Die Kinder müssen hochkalorisch, d. h. über ihren errechneten Kalorienbedarf hinaus, ernährt werden, da das Wachstum des kindlichen Organismus mit berücksichtigt werden muß.
Die Problematik der parenteralen Ernährung ist umso größer:
a) je kleiner das Kind ist
b) wenn sie über einen Zeitraum von mindestens 3 Wochen erforderlich wird.

ad a) Je kleiner das Kind, umso größer ist der Kalorienbedarf. Die benötigten Kalorien können nur sehr schwer in der errechneten Infusionsmenge untergebracht werden. Der vollständige Kalorienersatz kann nur durch hypertone Infusionen und Überziehen des 24-Stunden-Flüssigkeitsbedarfes erfolgen.

ad b) Wenn die parenterale Ernährung über einen längeren Zeitraum erforderlich wird, steht das Problem des venösen Zuganges und die Gefahr der hämatogenen Sepsis im Vordergrund. An den Konnektorstellen zwischen Venenkatheter und Infusionsschlauch sollen möglichst wenig Manipulationen vorgenommen werden. Die Konnektorstellen werden mit sterilen

Tupfern umwickelt. Die Zubereitung der Infusionslösungen hat unter streng sterilen Kautelen zu erfolgen. Wir haben durch Beobachtung aller Vorsichtsmaßnahmen in den letzten Jahren kein Kind an einer hämatogenen Sepsis verloren.
Die gleichmäßige Zufuhr der kleinen Infusionsmengen bei Säuglingen wird durch Infusionspumpen mit photoelektrischer Tropfsteuerung garantiert[3].
Um das Einfließen der vorgeschriebenen Infusionsmengen kontrollieren zu können, werden an den Infusionsflaschen Leukoplaststreifen mit einer Stundeneinteilung angebracht. Dies ist eine einfache und billige Methode.

6. Psychische Betreuung

Trotz aller aufwendigen therapeutischen und pflegerischen Maßnahmen darf aber die psychische Betreuung der kleinen Patienten nicht vernachlässigt werden. Der tägliche Besuch der Eltern, vor allem aber die Heranziehung der Mutter des Kindes zur Pflege, hat sich sehr bewährt. Die zunehmende Zahl von pädiatrischen Intensivfällen, die anfänglich im Routinebetrieb der Station mitversorgt werden mußten, hat schließlich zur Einrichtung der 1. Intensivpflegestation für Kinder im Mautner Markhofschen Kinderspital in Wien geführt. Sie wurde im Mai 1972 eröffnet.
Vom Mai 1972 bis Oktober 1976 wurden 814 Kinder zur Intensivüberwachung oder Intensivbehandlung aufgenommen, wobei nach Altersgruppen aufgeschlüsselt die Neugeborenen und Säuglinge (336) und die Kleinkinder (278) überwiegen (Tabelle 1). Unter den insgesamt 814 Kindern waren 152 Patienten mit respiratorischer Insuffizienz. 126 Kinder mußten einige Tage bis zu maximal 5 Monaten künstlich beatmet werden (Tabelle 2).
Tabelle 3 gibt einen Überblick über die Zuweisungen aus verschiedenen Spitälern. Die überwiegende Mehrheit der Patienten wurde erst nach der Aufnahme im Mautner Kinderspital und stationärer Durchuntersuchung, nach einem operativen Eingriff oder wenn eine akute Verschlechterung des Allgemeinzustandes auftrat, auf die Intensivstation verlegt. Eine kleinere Zahl von Patienten wurde direkt aus unserer Ambulanz aus anderen Wiener Krankenhäusern oder aus Spitälern der benachbarten Bundesländer eingewiesen. In diesen Fällen handelte es sich immer um Akutfälle, die dringend eine Intensivbehandlung benötigen. Auch diese Zahlen zeigen eine steigende Tendenz. Von den 814 Patienten verstarben 92, davon waren 77 Säuglinge.

Zusammenfassung

Die hochkalorische parenterale Langzeiternährung und die über Wochen und Monate notwendige künstliche Beatmung haben bei so manchen aussichtslos scheinenden Fällen zu einer vollständigen Wiederherstellung der Kinder geführt. Die besseren Ergebnisse in der Intensivbehandlung bei Kindern, die spezielle fachliche, personelle und technische Einrichtungen voraussetzen, rechtfertigen daher den Ausbau von pädiatrischen Intensiveinheiten.

---

3 Elektronische Infusionspumpe – PE – 01: Tekmar Elektronik GmbH. Max Jauck KG, 1060-Wien

Tabelle 1. Übersicht über die Aufnahmen von Mai 1972 bis Oktober 1976

	Ges. Zahl	Neugeb. u. Säugling	Kleinkind	Schulkind
1972	80	24	20	27
1973	141	58	43	40
1974	146	54	67	25
1975	225	99	71	55
1976	222	101	68	53
	814	336	278	200

Tabelle 2. Übersicht über die Zahl und die Art der Beatmungsfälle

	Ges. Zahl	Intubation Respirator	Intubation Tracheotom. Respirator	Intubation Tracheotom.	Exitus
1972	9	2	1	2	3
1973	20	7	8	5	12
1974	30	14	12	4	12
1975	44	22	16	6	21
1976	53	29	15	9	14
	152	74	52	26	62

Tabelle 3. Übersicht über die Zuweisungen aus verschiedenen Spitälern

	Ges. Zahl	Nied. Öst. Burgenld.	Wiener Krankh.	Mautner Markh. Kindersp.	Akutfälle Ambulanz
1972	80	7	1	68	4
1973	141	10	7	116	8
1974	146	10	6	127	3
1975	225	29	19	166	11
1976	222	13	18	176	15
	814	69	51	653	41

Literatur

1. Althoff, H.: Erkrankungen im Kindesalter. Praxis der Intensivbehandlung. S. 406–428. Stuttgart: Thieme 1968
2. Emmerich, P., Jüngst, B.K., Dick, W.: Anwendungsmöglichkeiten der vollständigen Relaxierung in der pädiatrischen Intensivpflege. Anaesthesist *20*, 229 (1971)
3. Köttgen, U.: Pädiatrische Intensivpflege. Bericht über das 1. Symposium 17./18.4.1970 in Mainz. Stuttgart: Enke 1971
4. Loewenich, V.v., Koch, H.: Pädiatrische Intensivbehandlung. Stuttgart: Thieme 1974
5. Rees, G.J., Stead, A.L., Bush, G.H., Jones, R.S.: Intensive therapy in paediatrics. Brit. med. J. *1966 II*, 1611
6. Schoeppner, H.: Anästhesie und Reanimation in der Kinderneurologie. Leipzig: Thieme 1975
7. Wolff, G.: Die künstliche Beatmung auf Intensivstationen. Berlin, Heidelberg, New York: Springer 1975
8. Wurnig, P., Bosina, E.: Die Bedeutung moderner Intensivpflege in der Behandlung der Ösophagusatresie. Wien. klin. Wschr. *85*, 350–354 (1973)

Die Bedeutung der kontinuierlichen intrakraniellen Druckmessung beim Schädel-Hirn-Trauma

S. Necek, D. Klingler, L. Jungwirth, B. Blauhut und H. Bergmann

Die Betreuung von Schädel-Hirntraumen und schweren Hirnschädigungen vaskulärer, hypoxischer oder anderer Genese auf operativ-traumatologischen Intensivstationen zwingt den zuständigen Intensivmediziner, sich im Sinne einer Objektivierung von Befunden auch auf diesem Gebiete – und nicht nur im pulmonologischen und kardiozirkulatorischen Bereich – mit der Bestimmung meßbarer Parameter zu beschäftigen *(3, 5, 10, 16)*.
Diesen Überlegungen folgend, haben wir nun seit 11 Monaten an der operativen Intensivstation des Institutes für Anästhesiologie bei insgesamt 12 Patienten im Alter von 24 bis 74 Jahren den *intraventrikulären Druck* über einen Zeitraum von 19 Stunden bis zu 6 Tagen und 18 Stunden kontinuierlich gemessen. In 11 dieser 12 Fälle waren bakteriologische Kontrollen von Liquor und Katheterspitze unauffällig, zwei äußere Wundinfektionen heilten ohne Komplikationen ab (Tabelle 1).

Tabelle 1. Krankengut zur kontinuierlichen ICP-Messung (Ventrikel). 24.11.75 bis 6.10.76

n = 12 (7 Männer, 5 Frauen)

Alter: 48,8 ± 4,4 (24 bis 74) Jahre

6 SHT (Basisfraktur, sub-, epid. u. intrazerebr. Hämatom, MHS/häusl. 3, Verkehr 2, Sport 1)
4 vaskulär (Aneurysma/Blutung, Sklerose/Thrombose)
2 sonstige (Eklampsie, Anoxie n. Herzstillstand)

Meßdauer: 71,7 ± 12,7 Std. (19 Std. bis 6 Tg. 18 Std.)

Bakt. Kontrollen: 11/12 (Liquor, Katheterspitze), alle Kulturen steril (2 äußere Wundinfektionen)

Wir wollen nun, bewußt qualitativ und deskriptiv, an Hand von Kurvenbildern auf die Einzelergebnisse unserer Messungen und auf daraus resultierende Konsequenzen eingehen und

1. *Effekte von Medikamenten* beschreiben, die wir alltäglich verwenden;
2. werden wir auf die Hirndruckeffekte von alltäglichen *intensivpflegerischen und -therapeutischen Maßnahmen* eingehen, auf deren nachteilige Auswirkungen auf den intrakraniellen Druck gelegentlich hingewiesen wird und
3. wollen wir den Begriff der *gezielten Therapie* diskutieren, die unter Berücksichtigung laufend gewonnener Meßergebnisse kombiniert medikamentös-mechanisch eingesetzt werden kann.

1. Medikamentöse Effekte auf den Hirndruck

a) *Thiopental:* Und nun zu den medikamentösen Effekten auf den Hirndruck, die wir trivial mit den Barbituraten beginnen wollen, für die eine Abnahme des Hirnstoffwechsels, der Hirndurchblutung und des Hirndruckes bekannt ist *(6, 11, 12, 13)*. Eine Einzeldosis von 100 mg i.v.

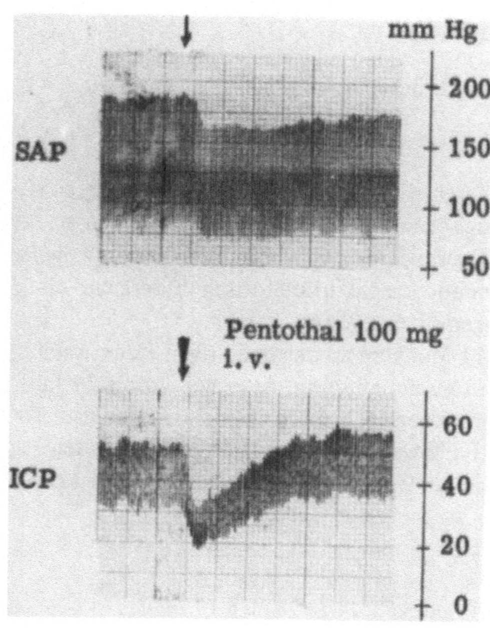

Abb.1. ICP-Effekt von 100 mg Thiopental i.v. Deutlicher kurzfristiger Abfall mit anschließendem autoregulatorischen Anstieg über den Ausgangswert bei noch erniedrigtem Systemdruck

verabreicht, ruft denn auch eine deutliche, wenn auch nur kurzfristige Verminderung des ICP bei mäßigem Blutdruckabfall hervor (Abb. 1). Länger anhaltende senkende Hirndruckeinflüsse würden daher wohl nur durch Barbiturat-Dauergabe *(4)* (Motorspritze) zu erzielen sein.

b) *Neuroleptanalgesie:* Den bei der Neuroleptanalgesie verwendeten Substanzen Droperidol und Fentanyl wurde bisher im Gegensatz zu Halothan eine hirndrucksenkende Eigenschaft nachgesagt *(1)*.

Droperidol, in Dosen von 5–10 mg verabreicht (Abb. 2), ruft eine gering ausgeprägte Senkung des arteriellen Mitteldruckes hervor, die autoregulatorisch zu einer cerebralen Gefäßdilatation und damit zu einem Anstieg des ICP führt (Beispiele a–c). Liegt der arterielle Mitteldruck jedoch über der oberen Autoregulationsgrenze, so geht der ICP nach Droperidol passiv mit der arteriellen Druckschwankung mit, fällt also ab (Beispiel d).

Thalamonal als Kombination von Droperidol und Fentanyl zeigt in Dosierungen von 2 ml i. v. schließlich häufig wiederholt reproduzierbare ICP Anstiege in der Dauer bis zu 10 min (Abb. 3), die um so deutlicher ausgeprägt erscheinen, je stärker der vor dem Thalamonal vorhandene zerebral dysregulatorische Reizzustand ist. Eine Korrelation zum Ausgangs-ICP dürfte jedoch nicht vorliegen.

c) *Mannit:* Die Wirkung des Osmotherapeutikums Mannit, dessen hirndrucksenkende Eigenschaften ja hinlänglich bekannt sind *(17)*, setzt in einer Dosis von 0,2 bis 0,8 g/kg (Abb. 4) nur allmählich ein, ihr Maximum wird erst nach ca. 30 Minuten erreicht und klingt nach 1 bis 1 1/2 Stunden wieder ab *(vgl. 14)*. Für einen Dauereffekt müßte daher an stündliche Gaben etwa dieser Größenordnung gedacht werden, gegen eine solche Vorgangsweise müssen aber im Hinblick auf Probleme von Osmolarität, Azidose und Nierenversagen ernste Bedenken erhoben werden.

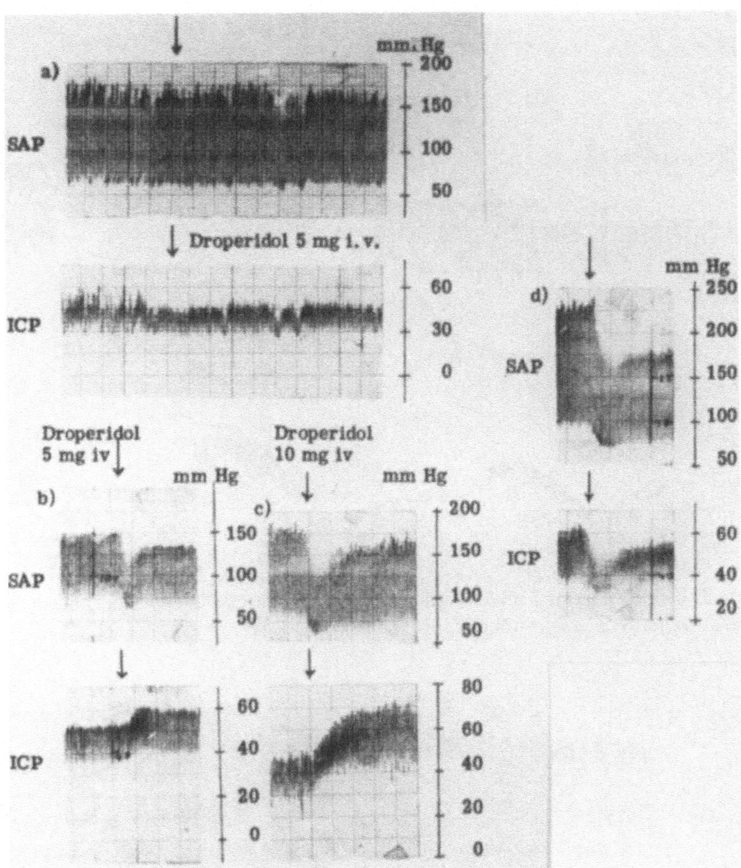

Abb. 2. ICP-Effekt von 5–10 mg Dehydrobenzperidol i.v. Je nach Systemdruckabfall und Autoregulations-Funktion keine Änderung/a/, Anstieg/b, c/ oder Abfall/d/ des ICP

d) *Vasoaktive Substanzen:* Aus der Gruppe vasoaktiver Substanzen haben wir Dopamin und Catapresan verabreicht.

Dopamin führt in einer Dosierung von 6 μg/kg/min (Abb. 5) zu einem deutlichen Anstieg des Systemdruckes und damit autoregulatorisch zur zerebralen Vasokonstriktion mit Abnahme des ICP.

Catapresan (Clonidin) zeigt einen komplexen Wirkungsmechanismus *(2)*: Es stimuliert zunächst α-Receptoren auch zentral und führt dann zu einer länger wirkenden peripheren α-Blockade. Nach i. v. Injektion von 0.075 mg kommt es also zu einem initialen kurzen Blutdruckanstieg und erst dann zu einem anhaltenden Blutdruckabfall. Die deutlich vom Blutdruck unabhängige Senkung des ICP (Abb. 6) ist mit einem kurzfristigen zentralen vasokonstriktorischen Effekt zu erklären.

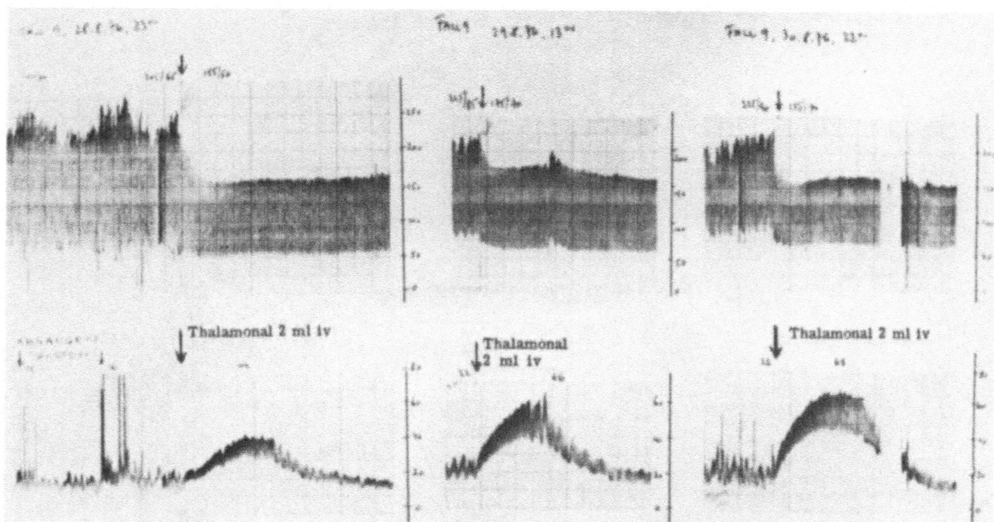

Abb. 3. ICP-Effekt von 2 ml Thalamonal i. v. In mehreren Fällen wiederholt reproduzierbare, z. T. plateauwellenartige nicht unbeträchtliche ICP-Anstiege

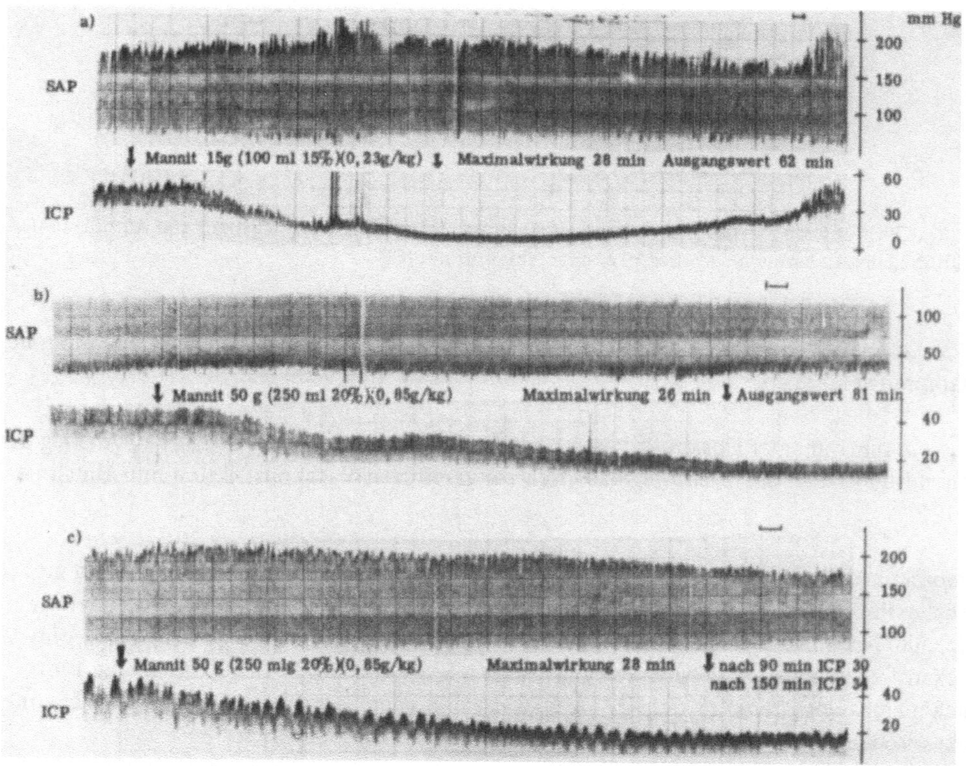

Abb. 4. ICP-Effekt von Mannit. 15 bis 50 g Mannit (0,23–0,85 g/kg, 3 Beispiele) üben einen nur langsam einsetzenden, sehr deutlichen und länger anhaltenden hirndrucksenkenden Effekt aus

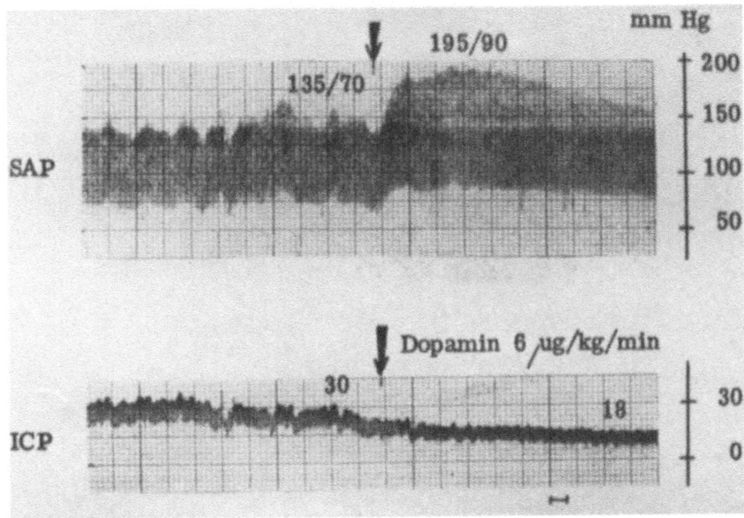

Abb. 5. ICP-Effekt von 6 µg/kg/min Dopamin. Autoregulatorisch-vasokonstriktiver ICP-Abfall infolge SAP-Anstieg

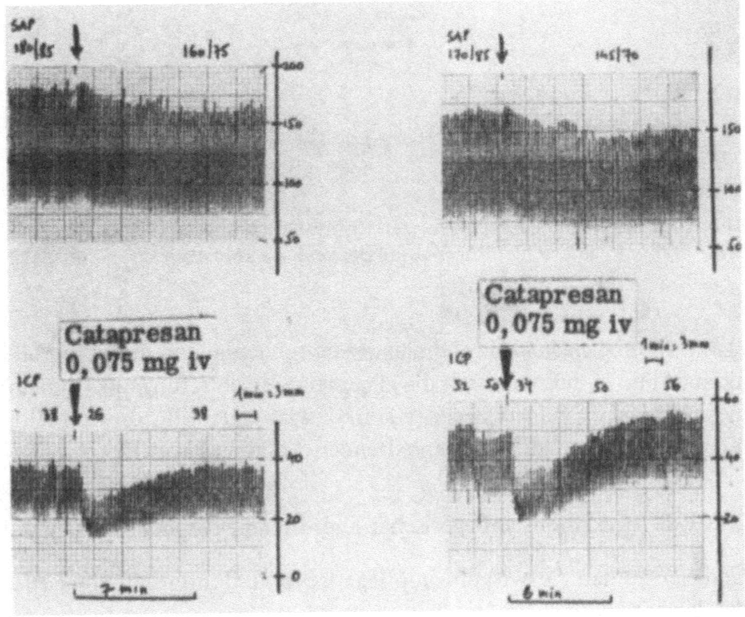

Abb. 6. ICP-Effekt von 0,075 mg Clonidin i.v. Kurz anhaltender, deutlicher ICP-Abfall/zerebrale Vasokonstriktion/Blutdruckverhalten dem Wirkungsmechanismus der Substanz entsprechend/siehe Text

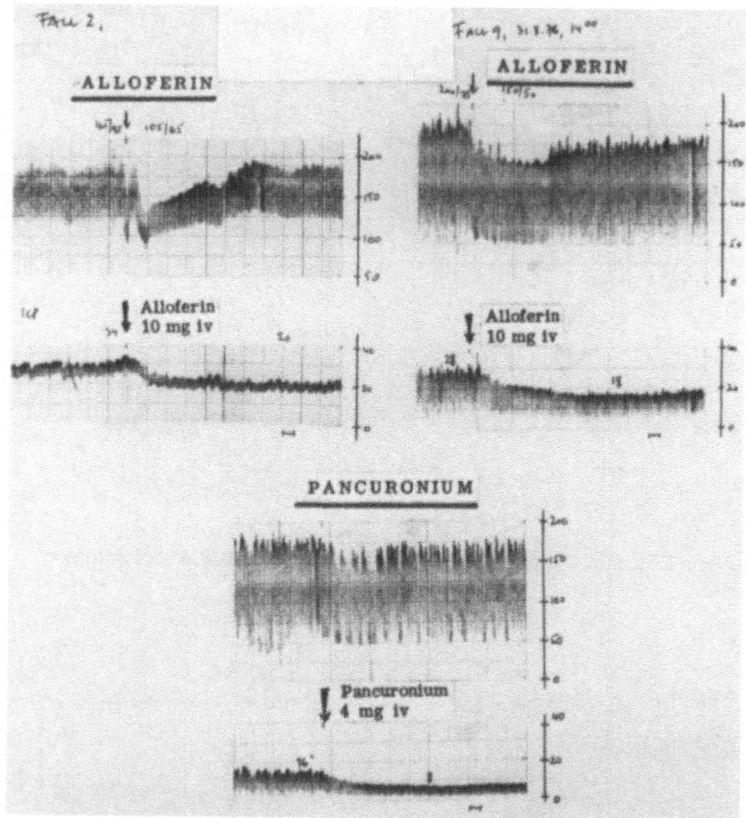

Abb. 7. ICP-Effekt nicht depolarisierender Muskelrelaxantien (10 mg Alcuronium, 4 mg Pancuronium i. v.). ICP-Abfall infolge Erschlaffung/Wegfall der venösen „Muskelpumpe" mit ZVD-Abfall

e) *Muskelrelaxantien:* Muskelrelaxantien schließlich, in unserem Falle Alloferin oder Pancuronium (Abb. 7), führen durch die allgemeine Erschlaffung zur Abnahme des venösen Rückstromes. Abgesehen von verschieden stark ausgeprägten Blutdruckabfällen kommt es daher auch rein hydrostatisch zu länger anhaltenden Abfällen des ICP *(vgl. 9, 15).*

2. ICP-Effekte intensivpflegerischer und -therapeutischer Maßnahmen

Und nun zu den Auswirkungen pflegerischer und intensivtherapeutischer Maßnahmen auf den Hirndruck:

a) *Einfache Manipulation:* Einfache Manipulationen wie *Bettenmachen* und *Waschen* der Patienten bewirken kurzfristige, aber deutliche ICP-Anstiege (Abb. 8). Vom Pflegepersonal ist daher eine zarte Behandlung dieser Patienten zu verlangen.
Die *neurologische Untersuchung,* die Abnahme eines *Echoencephalogrammes* und sogar die einfache Prüfung auf Schmerzempfindlichkeit *(7)* führen ebenfalls zu ICP-*Anstiegen* (Abb. 9).

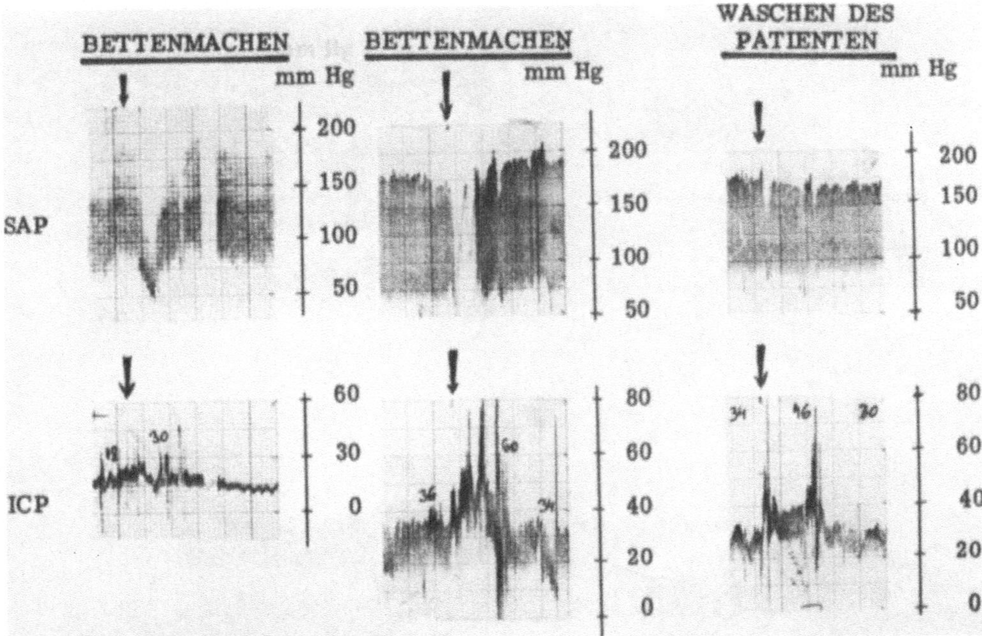

Abb. 8. ICP-Effekte einfacher intensivpflegerischer Maßnahmen (Bettenmachen, Waschen der Patienten). Kurzfristige deutliche ICP-Anstiege

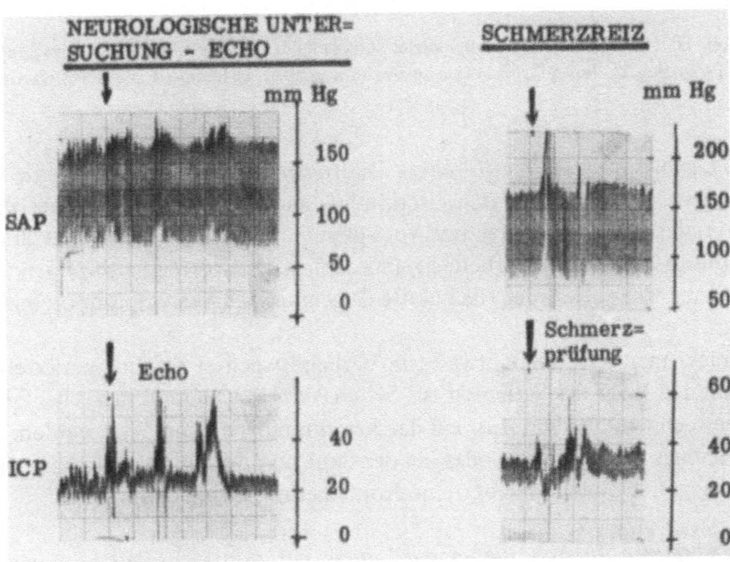

Abb. 9. ICP-Effekte von Routine-Untersuchungen (neurologische Untersuchung, Echo-Encephalogramm, Prüfung auf Schmerzreiz). Deutliche, z. T. nicht unbeträchtliche ICP-Anstiege

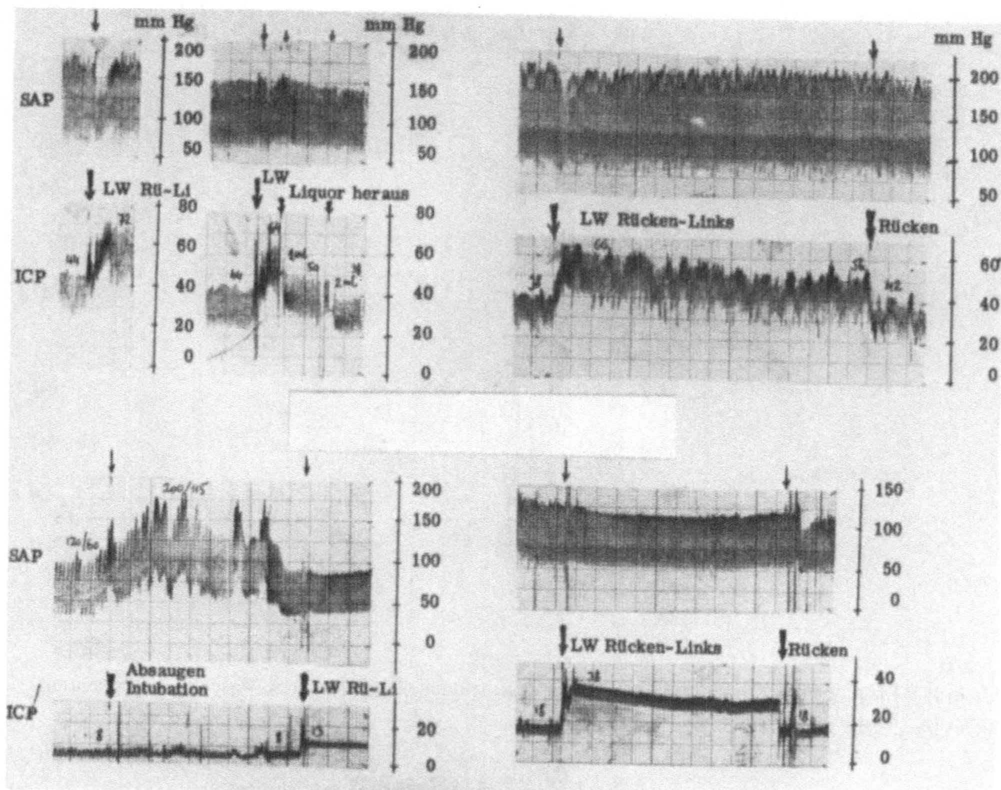

Abb. 10. ICP-Effekte bei Lagewechsel zerebraler Intensivpatienten. Rückenlage → Seitenlage führt zu ICP-Anstiegen, deren Größe etwa in Beziehung zum Ausgangs-ICP gesetzt werden kann

b) *Lagewechsel und Kopfdrehen:* Der routinemäßig bei Intensivpatienten durchzuführende *Lagewechsel* (Abb. 10) ist weiterhin imstande, den ICP zu erhöhen. Die damit verbundene Stimulation des Patienten und vor allem die durch *Seitenlage* zum Tragen kommende venöse Abflußstauung im Kopfbereich sind dafür verantwortlich zu machen *(8, 12)*. Die Anstiege können so groß werden, daß akute Gegenmaßnahmen wie Liquorabnahme angezeigt erscheinen.

Drückt man schließlich etwa beim Verbandswechsel auf die operierte Kopfseite oder dreht man den Kopf des Patienten zur Seite (Abb. 11), so muß man ebenfalls mit ICP-Erhöhungen rechnen, die dem *Ausmaß* der *Kopfdrehung* entsprechen werden. Insbesondere beim Legen eines Cavakatheters oder bei der Punktion des Bulbus der Vena jugularis sollte dem Rechnung getragen und eine extreme Kopflagerung vermieden werden.

c) *Absaugen, Husten, Blähen der Lunge:* Bei intratrachealem *Absaugen*, dem dadurch hervorgerufenen und erwünschten *Husten* und vor allem beim *Blähen* der Lunge sind ICP-steigernde Stimulations- und Druckeffekte manchmal so ausgeprägt (Abb. 12), daß daran gedacht werden muß, diese Manipulationen in bestimmten Fällen einzuschränken.

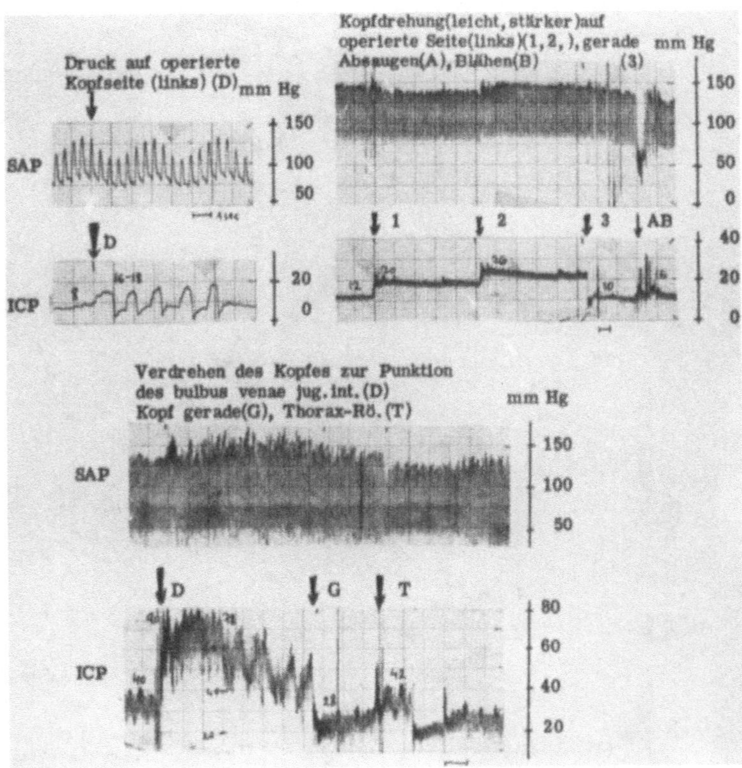

Abb. 11. ICP-Effekte bei Verbandwechsel (Druck auf operierte Kopfseite) und bei Kopfdrehung. ICP-Anstiege entsprechen dem Ausmaß der Kopfdrehung

3. Gezielte Therapie

Und nun noch einige Beispiele, wie die kontinuierliche Messung des ICP zur rechtzeitigen Anwendung gezielter therapeutischer Maßnahmen verwendet werden kann.

Durch eine *kontinuierliche Liquordrainage* im geschlossenen System (Abb. 13) gelingt es, den ICP dauernd zu senken und eine aus Zyclen bestehende gleichmäßige ICP-Kurvenverlaufsform zu erhalten, deren Abbrüche das Erreichen des eingestellten ICP-Grenzwertes (hier 20 mm Hg) und damit das Abtropfen von Liquor, und deren Kurvenstücke und damit Zykluslängen die Geschwindigkeit der ICP-Zunahme zum Ausdruck bringt. Jede *Verkürzung* der Zyklen entspricht dabei einer *Verschlechterung* der intrakraniellen Situation.

Als *Beispiel* (Abb. 14) wollen wir beim Fall einer intrazerebralen Aneurysmablutung bei einem 65jährigen Mann darstellen, wie der ICP bei *fortlaufender* Messung *jedem Ereignis angepaßt* und *ohne Verzug* therapeutisch *beeinflußt* werden kann: Ein ICP-Anstieg durch Lagewechsel Rücken-Links wird durch Catapresan 75 μg wieder aufgehoben, Mannit 8 g i. v. rufen einen mäßigen Dauereffekt mit Maximalwirkung in 14 Minuten hervor, ein Blähen der Lunge stört diesen Verlauf durch eine deutliche ICP-Spitze bis 60 mm Hg, eine zweite Dosis von 75 μg Catapresan vermag den ICP nur kurzfristig weiter zu senken, ein massiver neuerlicher Anstieg des ICP bis auf nun 80 mm Hg in etwa 30 Minuten zwingt aber zu weiteren Maßnahmen: Es werden 5 ml Liquor abgenommen, der ICP fällt von 80 auf 42 mm Hg. Lagewechsel Links-

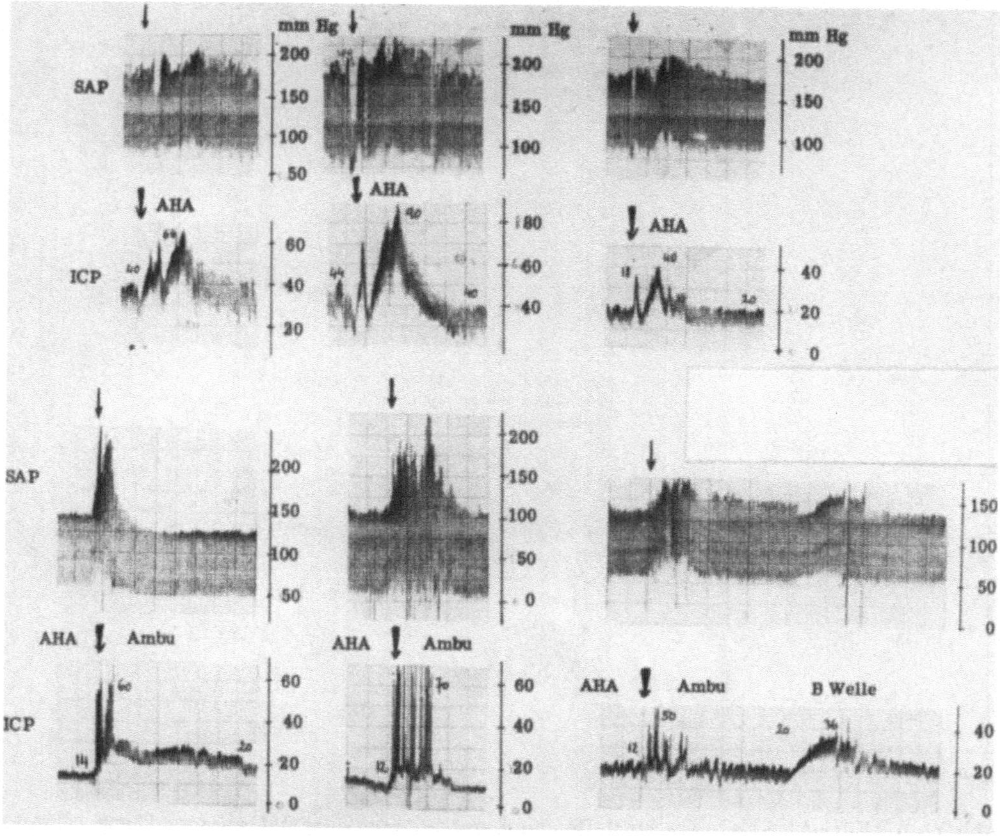

Abb. 12. ICP-Effekte nach Absaugen, Husten, Ambuing (AHA). Deutliche, mitunter hochgradige ICP-Anstiege, auch sekundäre „B-Welle", durch primär nur mäßige bis mittelgroße ICP-Erhöhung ausgelöst

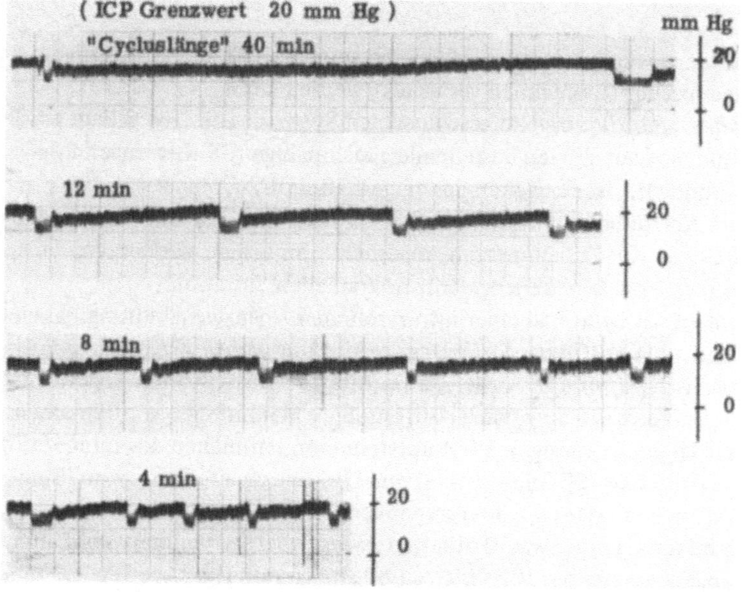

Abb. 13. Kontinuierliche Liquordrainage im geschlossenen System (eingestellter ICP-Grenzwert 20 mm Hg). Die innerhalb von 6 Stunden immer kürzer werdenen „Zykluslängen" sprechen für intrakranielle Verschlechterung

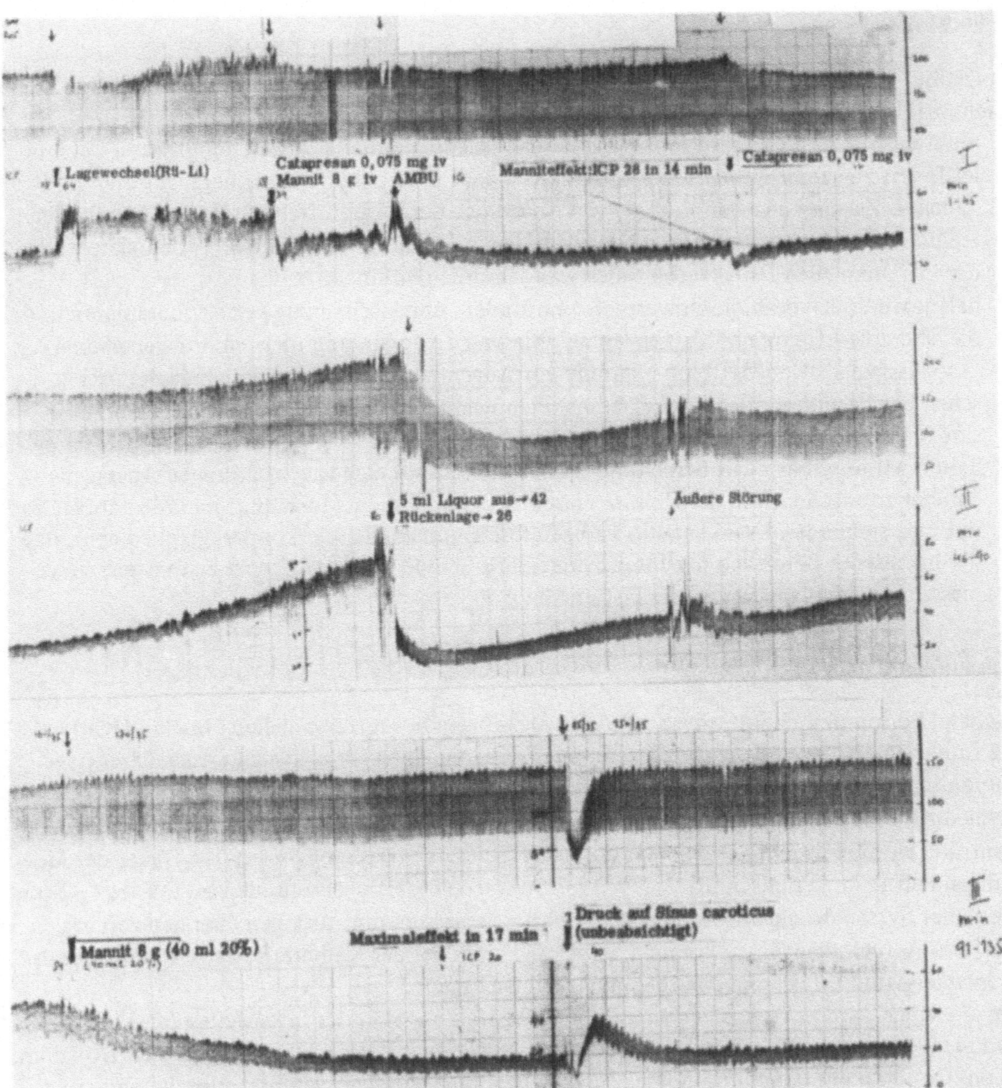

Abb. 14. Beispiel einer kontinuierlichen ICP-Steuerung durch gezielte kombinierte Therapie. (T.K., 65 a, Mann, 5.3.76, 10.00 bis 12.15 Uhr, siehe Text)

Rücken bringt einen weiteren Abfall auf 26 mm Hg. Nach Wiederanstieg auf 54 mm Hg wird nun, etwa 1 1/2 Stunden nach der ersten Mannitgabe, eine zweite Dosis von 8 g verabreicht, der ICP geht nach 17 Minuten bis auf 20 mm Hg zurück und verbleibt auch weiter in diesem Bereich. Ein unbeabsichtigter Druck auf den Sinus caroticus führt schließlich zu einem kurzdauernden massiven Druckabfall und einem überschießenden Anstieg des ICP, der sich jedoch innerhalb von 5–6 Minuten wieder ausgleicht.

Schlußfolgerungen

Folgende Schlüsse wollen wir nun aus unseren bisherigen Erfahrungen mit der kontinuierlichen intrakraniellen Druckmessung ziehen:

1. Sind wir primär an dieses Problem als Intensivmediziner bei der Betreuung akuter zerebraler Insuffizienzen traumatischer, vaskulärer oder hypoxischer Genese herangetreten und haben in Zusammenarbeit mit unseren Neurologen und Neurotraumatologen die intraventrikuläre Druckmessung als Routinemethode eingesetzt. Eine objektive Verlaufskontrolle der intrakraniellen Druckverhältnisse war damit zu gewinnen.
2. haben wir es als methodisch wertvoll empfunden, ohne Zeitverzug gezielt therapieren und die Therapie-Effekte am Kurvenverlauf ablesen zu können und unserem Pflegepersonal – sozusagen als Nebeneffekt – laufend vor Augen führen zu können, daß auch durch scheinbar harmlose pflegerische Maßnahmen nachteilige Effekte auf den ICP zu erzielen sind.
3. halten wir uns aber nicht berechtigt, auf Grund unserer eigenen Erfahrungen Aussagen darüber zu machen, wie der Einsatz dieser Meßmethode die Morbidität und Mortalität des in Frage stehenden Krankengutes zu beeinflussen imstande sein könnte, glauben aber, daß der in anderen Bereichen der Intensivmedizin geltende Grundsatz, dort zu messen, wo gemessen werden kann, auch hier Geltung haben kann.

Zusammenfassung

Anhand kontinuierlicher intraventrikulärer Messungen des intrakraniellen Druckes (ICP) bei 12 Intensivpatienten mit schweren zerebralen Schädigungen traumatischer, vaskulärer oder hypoxischer Genese in den Jahren 1975/76 wird der Wert dieser Meßmethode für die Intensivmedizin besprochen. Die klassische Lundberg'sche Methode der Katheterlegung im Seitenventrikel wurde hinsichtlich der Fixation des Katheters etwas modifiziert, die Dauer der Messungen betrug im Durchschnitt 71,7 ± 12,7 Stunden (Bereich: 19 Stunden bis 6 Tage 18 Stunden), der Systemdruck wurde gleichzeitig blutig gemessen, um Aussagen über den zerebralen Perfusionsdruck machen zu können, Schwierigkeiten bei der Katheterlegung (Auffindung des Ventrikels) und Infektionen wurden nicht beobachtet.
Im einzelnen wird in Beispielsform auf die ICP-Effekte von in der Intensivtherapie verwendeten Medikamenten (Thiopental, Neuroleptanalgesie, Mannit, vasoaktive Substanzen/Dopamin, Clonidin und nicht depolarisierende Muskelrelaxantien) und auf zerebral stimulierende und ICP erhöhende Effekte intensivpflegerischer (Bettenmachen, Waschen der Patienten, Lagewechsel, Kopfdrehen), -überwachender (neurologische Untersuchung, Echo-Encephalogramm, Schmerzreizprüfung, Thoraxröntgen, Punktion des Bulbus und der vena jug. int.) und -therapeutischer (Absaugen, Husten, Ambuing, Cavakatheter) Maßnahmen eingegangen, Beispiele gezielter, auch kombinierter Therapieformen zur Behandlung der intrakraniellen Hypertension, wie sie durch die kontinuierliche ICP-Messung möglich werden, werden demonstriert.
In diesem Zusammenhang werden auch die therapeutischen Möglichkeiten einer kontinuierlichen Liquordrainage beschrieben und diskutiert.
Aufgrund der eigenen Erfahrungen und des im Schrifttum nachweisbaren Trends kann empfohlen werden, die kontinuierliche ICP-Messung als zusätzliches Monitorung im Intensivbereich bei schweren zerebralen Insuffizienzen und von allem beim schweren Schädel-Hirn-Trauma anzuwenden, da durch diese „on line" Information wertvolle aktuelle Hinweise über die zerebrale Funktion gewonnen werden, die sowohl prognostisch als auch gezielt und quantitiert therapeutisch genutzt werden können.

Literatur

1. Fitch, W., Barker, J., Jenett, W.B., McDowall, D.G.: The influence of neuroleptanalgesic drugs on cerebrospinal fluid pressure. Brit. J. Anaesth. *41*, 800 (1969)
2. Forth, W., Henschler, D., Rummel, W. (eds.): Allgemeine und spezielle Pharmakologie und Toxikologie. Wien, Zürich: Wissenschaftsverlag, Bibliographisches Institut Mannheim 1975
3. Horton, J.M.: The anaesthetist's contribution to the care of head injuries. Brit. J. Anaesth. *48*, 767 (1976)
4. Hunter, A.R.: Thiopentone supplemented anaesthesia for neurosurgery. Brit. J. Anaesth. *44*, 506 (1972)
5. Johnston, I.H., Johnston, J.A., Jennett, B.: Intracranial pressure changes following head injury. Lancet *1970 II*, 433
6. Lassen, N.A., Tweed, W.A.: Anaesthesia and cerebral blood flow. In: Monographs in Anaesthesiology, Vol. 2: A basis and practice of neuroanaesthesia. Gordon, E. (ed.). Amsterdam, Oxford, New York: Excerpta Medica 1975
7. Lassen, N.A., Christensen, M.S.: Physiology of cerebral blood flow. Brit. J. Anaesth. *48*, 719 (1976)
8. Levinger, I.M., Kedem, J.: Further mechanisms to determine respiratory waves in the cerebrospinal fluid pressure. Europ. Neurol. *8*, 325 (1972)
9. Lewelt, W., Moszynski, K., Kozniewska, H.: Effects of depolarizing, non-depolarizing muscle relaxants and intubation on the ventricular fluid pressure. In: Intracranial Pressure III, S. 215. Beks, J.W.F., Bosch, D.A., Brock, M. (eds.) Berlin, Heidelberg, New York: Springer 1976
10. Lundberg, N., Troupp, H., Lorin, H.: Continuous recording of the intraventricular fluid pressure in patients with severe acute traumatic brain injury. J. Neurosurg. *22*, 581 (1965)
11. McDowell, D.G.: Pharmacology of the cerebral circulation. Internat. Anesth. Clin. *7*, 557 (1969)
12. McDowell, D.G.: The influence of anaesthetic drugs and techniques on intracranial pressure. In: Monographs in Anaesthesiology, Vol. 2: A basis and practice of neuroanaesthesia. Gordon, E. (ed.). Amsterdam, Oxford, New York: Excerpta Medica 1975
13. Pierce, E.C., Lambertsen, C.J., Deutsch, S., Chase, P.E., Linde, H.W., Dripps, R.D., Price, H.L.: Cerebral circulation and metabolism during thiopental anesthesia and hyperventilation in man. J. Clin. Invest. *41*, 1664 (1962)
14. Shenkin, H.A., Goluboff, B., Haft, H.: The use of mannitol for the reduction of intracranial pressure in intracranial surgery. J. Neurosurg. *19*, 897 (1962)
15. Sondergard, W.: Intracranial pressure during general anaesthesia. Dan. Med. Bull. *8*, 18 (1961)
16. Turner, J.M., McDowell, D.G.: The measurement of intracranial pressure. Brit. J. Anaesth. *48*, 735 (1976)
17. Wise, B.L., Chater, N.: Use of hypertonic mannitol solutions to lower cerebrospinal fluid pressure and decrease brain bulk in man. Surg. Forum *12*, 398 (1961)

Anaesthesiologie und Intensivmedizin
Anaesthesiology and Intensive Care Medicine

95 Mobile Intensive Care Units
Advanced Emergency Care Delivery Systems
Edited by R. Frey, E. Nagel, P. Safar
Assistant Editors: P. Rheindorf, P. Sands
1976. 67 figures. XV, 271 pages
(61 pages in German)
ISBN 3-540-07561-5

98 Intraaortale Ballongegenpulsation
Experimentelle Untersuchungen zur Frage des Wirkungsspektrums und der klinischen Indikation
Von E. R. de Vivie
1976. 42 Abbildungen, 8 Tabellen. X, 96 Seiten
ISBN 3-540-07776-6

100 Anaesthesie und ärztliche Sorgfaltspflicht
Von H. W. Opderbecke
1978. 1 Tabelle. IX, 124 Seiten
ISBN 3-540-08976-4

101 Myokarddurchblutung und Stoffwechselparameter im arteriellen Blut bei Hämodilutionsperfusion
Von D. Regensburger
1976. 20 Abbildungen, 14 Tabellen. VII, 75 Seiten
ISBN 3-540-07877-0

102 Coronarinsuffizienz, Pathophysiologie und Anaesthesieprobleme bei der Coronarchirurgie
Bericht des Workshops am 23. und 30. Juni 1975 in Düsseldorf/Amsterdam
Herausgegeben von M. Zindler, R. Purschke
1977. 79 Abbildungen, 19 Tabellen.
XIII, 166 Seiten
ISBN 3-540-08015-5

103 Fettemulsionen in der parenteralen Ernährung
Symposion im Juni 1976 in Stockholm
Herausgegeben von A. Wretlind, R. Frey, K. Eyrich, H. Makowski
1977. 95 Abbildungen, 33 Tabellen. X, 222 Seiten
ISBN 3-540-08104-6

104 Die akute normovolämische Hämodilution in klinischer Anwendung
Von A. J. Coburg
1977. 21 Abbildungen, 17 Tabellen. XI, 89 Seiten
ISBN 3-540-08025-2

105 Lungenveränderungen während Dauerbeatmung
Von H. Reineke
1977. 26 Abbildungen, 7 Tabellen. VII, 56 Seiten
ISBN 3-540-08101-1

106 Etomidate
An Intravenous Hypnotic Agent
First Report on Clinical and Experimental Experience
Edited by A. Doenicke
1977. 59 figures, 16 tables. XI, 155 pages
ISBN 3-540-08485-1

107 Die kontrollierte Hypotension mit Nitroprussidnatrium in der Neuroanaesthesie
Von K. Huse
1977. 9 Abbildungen, 38 Tabellen. IX, 98 Seiten
ISBN 3-540-08218-2

108 Transcutane Sauerstoffmessung
Methodik und klinische Anwendung
Von K. Stosseck
1977. 31 Abbildungen, 6 Tabellen. VIII, 68 Seiten
ISBN 3-540-08481-9

109 20 Jahre Fluothane
Herausgegeben von E. Kirchner
1978. 151 Abbildungen, 56 Tabellen.
XVIII, 343 Seiten. (18 Seiten in Englisch)
ISBN 3-540-08602-1

110 Neue Untersuchungen mit Gamma-Hydroxibuttersäure
Herausgegeben von R. Frey
1978. 63 Abbildungen, 34 Tabellen. XIII, 149 Seiten
(79 Seiten in Englisch)
ISBN 3-540-08724-9

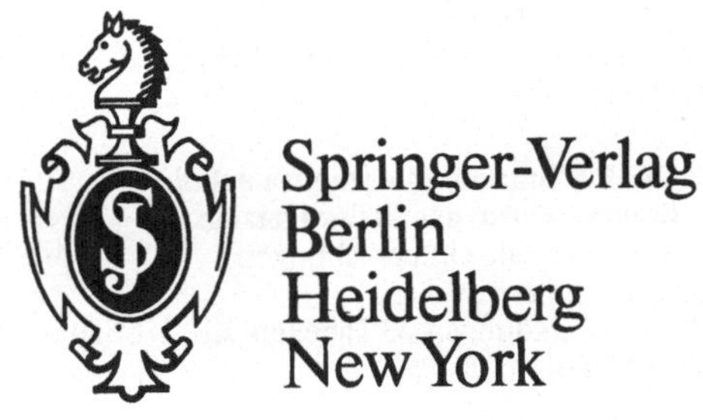

Anaesthesiologie und Intensivmedizin
Anaesthesiology and Intensive Care Medicine

111 Anaphylaktoide Reaktionen
nach Infusion natürlicher und künstlicher Kolloide
Von J. Ring
Geleitwort von K. Messmer und R. Frey
1978. 65 Abbildungen, 84 Tabellen. XV, 202 Seiten
ISBN 3-540-08753-2

112 Kreislaufproblematik und Anaesthesie bei geriatrischen Patienten
Von G. Haldemann
1978. 24 Abbildungen, 3 Tabellen. VIII, 55 Seiten
ISBN 3-540-08785-0

113 Regionalanaesthesie in der Geburtshilfe
Unter besonderer Berücksichtigung von Carticain
Herausgegeben von L. Beck, K. Strasser, M. Zindler
1978. 19 Abbildungen, 24 Tabellen. IX, 94 Seiten
ISBN 3-540-08828-8

114 Zur funktionellen Beeinflussung der Lunge durch Anaesthetica
Von B. Landauer
Geleitwort von E. Kolb
1979. 53 Abbildungen, 61 Tabellen. XV, 155 Seiten
ISBN 3-540-09042-8

115 Zum Problem der Aspiration bei der Narkose
Intraluminales Druckverhalten im Oesophagus-Magen-Bereich
Von G. Sehhati-Chafai
1979. 27 Abbildungen, 55 Tabellen. X, 99 Seiten
ISBN 3-540-09162-9

116 Acute Care
Based on the Proceedings of the Sixth International Symposium on Critical Care Medicine
Edited by B. M. Tavares, R. Frey
1979. 133 figures, 100 tables. XVI, 345 pages
ISBN 3-540-09210-2

117 Der Einfluß von Anaesthetica auf die Kontraktionsdynamik des Herzens
Tierexperimentelle Untersuchungen
Von K.-J. Fischer
1979. 181 Abbildungen, 33 Tabellen. XII, 276 Seiten
ISBN 3-540-09143-2

118 Dobutamin
Eine neue sympathomimetische Substanz
Herausgegeben von H. Just
1978. 56 Abbildungen, 6 Tabellen. XI, 81 Seiten
ISBN 3-540-09077-0

119 Sympathico-adrenerge Stimulation und Lungenveränderungen
Von G. Metz
1979. 40 Abbildungen, 11 Tabellen. VIII, 90 Seiten
ISBN 3-540-09168-8

120 Äthylenoxid-Sterilisation
Von E. G. Star
1979. 2 Abbildungen, 4 Tabellen. VIII, 43 Seiten
ISBN 3-540-09294-3

121 Zur Herzwirkung von Inhalationsanaesthetica
Der isolierte Katzenpapillarmuskel als Myokard-Modell
Von H. P. Siepmann
1979. 14 Abbildungen, 5 Tabellen. VIII, 63 Seiten
ISBN 3-540-09230-7

122 Coronare Herzkrankheit
Physiologische, kardiologische und anaesthesiologische Aspekte
Weiterbildungskurs für Anaesthesieärzte am 10. Juni 1978 in Wuppertal
Herausgegeben von J. Schara
1979. 61 Abbildungen, 15 Tabellen. IX, 97 Seiten
ISBN 3-540-09416-4

123 Pathologische pulmonale Kurzschlußperfusion
Theoretische, klinische und tierexperimentelle Untersuchungen zur Variabilität
Von H. Kämmerer, K. Standfuss, E. Klaschik
1979. 23 Abbildungen, 8 Tabellen. VIII, 71 Seiten
ISBN 3-540-09498-9

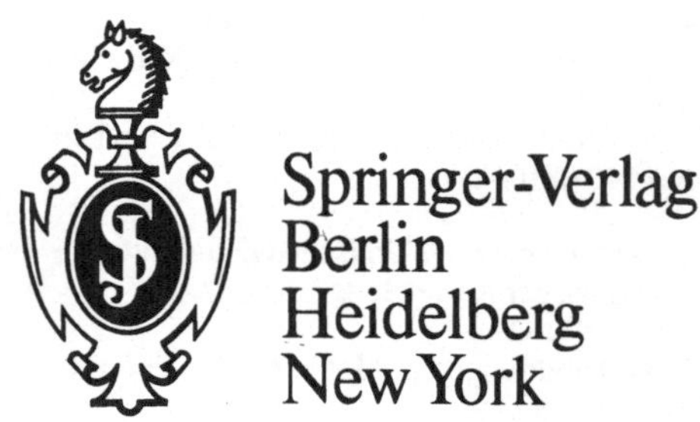